DROEMER

Christine Gitter

Zu Risiken und Nebenwirkungen fragen Sie Ihre Apothekerin

Alles über die fantastische Welt der Medikamente

Mit Illustrationen
von Sebastian Jung

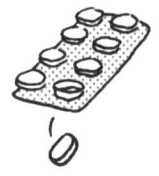

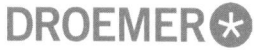
DROEMER

Besuchen Sie uns im Internet:
www.droemer.de

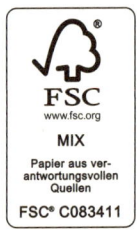

© 2019 Droemer Verlag
Ein Imprint der Verlagsgruppe
Droemer Knaur GmbH & Co. KG, München
Alle Rechte vorbehalten. Das Werk darf – auch teilweise –
nur mit Genehmigung des Verlags wiedergegeben werden.
Dieses Buch wurde vermittelt von der Literaturagentur
erzähl:perspektive (www.erzaehlperspektive.de)
Redaktion: Nadine Lipp, Berlin
Covergestaltung: FAVORITBUERO, München
Coverabbildung: Shutterstock.com, Petra Homeier
Illustrationen: Sebastian Jung
Layout und Satz: Sandra Hacke
Druck und Bindung: CPI books GmbH, Leck
ISBN 978-3-426-27780-5

2 4 5 3 1

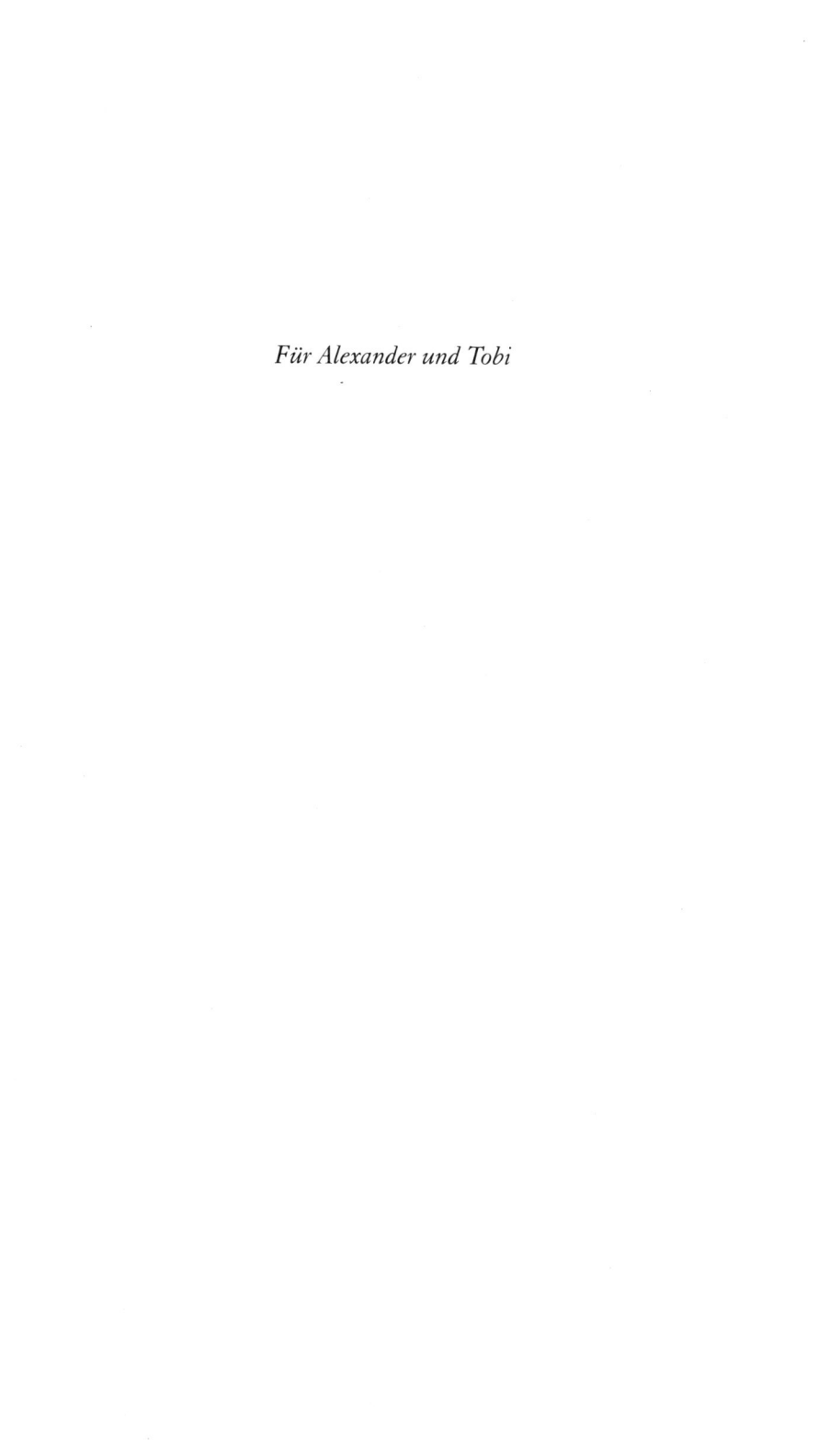

Für Alexander und Tobi

Inhalt

Packungsbeilage

Lesen Sie diese Packungsbeilage bitte aufmerksam durch, bevor Sie mit dem Buch beginnen, denn sie enthält wichtige Informationen.

Was enthält »Zu Risiken und Nebenwirkungen fragen Sie Ihre Apothekerin®« überhaupt, und wofür wird es angewendet?

Im Durchschnitt schluckt jeder von uns 3,4-mal am Tag ein Arzneimittel. Das Schmieren von Salben und die Anwendung von Nasensprays und Ähnlichem gar nicht eingerechnet.

Arzneimittel machen etwas mit unserem Körper und manchmal auch mit unserer Psyche. Informationen über die Wirkung und mögliche Risiken sollen wir eigentlich aus der Packungsbeilage erfahren. Aber die Übersetzung aus dem Fachchinesischen fällt sogar Fachleuten wie Ärzten und Apothekern manchmal schwer.

Das sollte doch Anlass genug sein, sich das Thema Arzneimittel genauer anzusehen, finden Sie nicht?

Wenn Sie sich also entschlossen haben, die fantastische Welt der Tabletten und Pillen besser kennenzulernen, ist die regelmäßige Anwendung dieses Buches empfehlenswert, denn es enthält Informationen forte.

Wie wirkt dieses Buch?

Obwohl uns kaum etwas näher kommt als ein Arzneimittel in unserer Blutbahn, haben wir meistens keine Ahnung, was sich in unserem Körper abspielt, nachdem wir es eingenommen haben. Für viele von uns gilt beim Schlucken von Medikamenten: Hauptsache, drin! Gerade das bereitet aber schon einem Drittel der Erwachsenen erhebliche Probleme, wie die

erste wissenschaftliche Studie über die Schwierigkeiten der
Deutschen beim Tablettenschlucken zeigt (Professor Walter
Haefeli 2015). Was tun, wenn die gigantische Tablette um
nichts in der Welt den Rachen hinabgleiten will? Wir werden
uns gemeinsam anschauen, wie die Tablette am angenehmsten und sichersten flutscht.

Darf man Tabletten einfach so teilen, oder hat die
Bruchrechnung hier ihre eigenen Regeln? Ist der Zeitpunkt
der Einnahme tatsächlich so entscheidend? Und dabei geht es
nicht nur um die Frage, ob vor oder nach dem Essen. Auch
bei Schichtarbeit oder Langstreckenflügen kann es ganz schön
chaotisch werden. Tabletten schlucken, Schmerzpflaster kleben, Augenarzneien tröpfeln, Insulinpatrone wechseln – Herausforderungen gibt es im Überfluss. Aber was, wenn die
Furcht vor unerwünschten Nebenwirkungen so groß ist, dass
man lieber die Angst runterschluckt statt der Tablette?

Woher weiß die Schmerztablette überhaupt, dass sie im
Kopf wirken soll? Darf man Antibiotika wirklich niemals mit
Milch einnehmen? Und ist der Hinweis »Alkohol verstärkt
den Effekt des Medikaments« eigentlich eine Warnung oder
eine Empfehlung?

Dieses Buch hilft Ihnen, die für Sie wichtigen Informationen aus komplizierten Beipackzetteln herauszufiltern. Wie
geht man mit Nebenwirkungen um, oder wie kann man gefährliche Wechselwirkungen mit Lebens- und Genussmitteln
vermeiden?

Zudem erfahren Sie, wie Sie Ihre Hausapotheke zusammenstellen und pflegen, damit Sie gegen alle spontanen Zipperlein bestens gerüstet sind.

Treten beim Lesen dieses Buches Nebenwirkungen auf?
Na, das hoffe ich doch sehr! Neben all den praktischen Tipps
Ihre Arzneimitteltherapie betreffend bekommen Sie zusätz-

lich spannende Insiderinformationen über Herstellungspro-
zesse, mit denen Sie bei Bedarf auch ein wenig klugscheißen
können. Denn es gibt tatsächlich schon Tabletten aus dem
3-D-Drucker und »Big Brother«-Pillen mit einem Chip, der
überwacht, ob der Patient sein Medikament zuverlässig einnimmt. Das ist der ideale Gesprächseinstieg beim Sonntags-
kaffee bei Tante Gertrud. Aktuelles aus der Forschung und
die Begründung, warum nicht alle Arzneimittel vegetarisch
sind, gibt es obendrauf. Und weil ich Ihnen auf diesem Weg
kein Päckchen Papiertaschentücher als Gratisbeigabe rüber-
reichen kann, erzähle ich Ihnen noch, warum schon allein der
Name eines Arzneimittels gegen Bauchweh helfen kann.

»*Zu Risiken und Nebenwirkungen fragen Sie Ihre Apothekerin*®« kann übrigens stellenweise zum Nachdenken anregen.
Gelegentliches Schmunzeln kann nicht ausgeschlossen werden.

Wie sollten Sie dieses Buch dosieren?

Sie können es am Stück oder in kleine Häppchen geteilt lesen.
Reihenfolge und Zeitpunkt wählen Sie völlig frei. Über- oder
Unterdosierungen sind praktisch unmöglich.

Als Apothekerin und »Herstellerin« dieses Buches wünsche ich mir, dass es Ihnen einen Großteil Ihrer Unsicherheit
im Umgang mit Arzneimitteln nimmt. Werden Sie kompe-
tent, wenn es um Ihre Gesundheit geht! Egal, ob das Arzneimittel vom Arzt verordnet oder selbst in der Apotheke gekauft wurde: Wie, wann und womit Sie Ihre Medikamente
einnehmen, ist nämlich mitentscheidend für den Erfolg Ihrer
Therapie.

Bereit für die erste Dosis?

1

Eine Tablette
geht auf die Reise

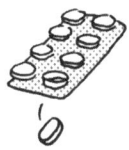

Tablettenschlucken
für **Dummies** oder:
Warum schlucken
Jasager leichter?

Der Nick-Trick und die Plastikflasche

Geschluckt wird eigentlich ständig. Wir schlucken, indem wir akzeptieren und hinnehmen. Unser Auto schluckt Sprit. Und wir schlucken im Sinne einer komplexen Bewegungs-abfolge von Muskeln im Mund- und Rachenbereich mit dem Zweck, etwas die Speiseröhre hinabgleiten zu lassen. In den allermeisten Fällen gelingt uns das auch problemlos.

Ein hochgeschätztes Mitglied meiner Familie war immer der Meinung, zweimaliges Gebissaufeinanderklappern reiche aus, um das Frühstücksbrötchen vor dem Schlucken zu zer-kleinern. Doch kaum lag eine winzige Tablette auf dem Tisch, durfte man einem rituellen Kampf beiwohnen, der aus einer fest vorgegebenen Choreografie bestand: schwungvolles Kopf-in-den-Nacken-Werfen, rhythmische Hustenanfälle, lautes Schimpfen. Den Sieg trug fast immer die Tablette da-von.

Gehören Sie auch zu dem Drittel der Erwachsenen, das Probleme beim Tablettenschlucken hat? Da ist vom harm-losen Würgereiz über Steckenbleiben in der Speiseröhre bis hin zum Erbrechen wirklich alles dabei! Und wie helfen Sie sich? Lassen Sie große Tabletten aus und nehmen somit weni-ger ein, als sie sollten? Oder machen Sie es wie jeder Zehnte und verzichten gleich komplett auf die Einnahme? Manche greifen zu drastischen Maßnahmen und zerstören ihre Medikamente mittels Messer oder Mörser. Alle drei Wege sind ungünstig bis gefährlich, deshalb hat sich das Bundesforschungsministerium 2015 zu der ersten wissenschaftlichen Studie zu diesem Thema aufgerafft. Wenn man bedenkt, wie viele Tabletten infolge der Schluckproblematik im Mülleimer landen, wurde das auch höchste Zeit!

Professor Walter Haefeli, Pharmakologe an der Uni Heidelberg, rekrutierte also 151 Freiwillige im Alter zwischen 18 und 85 Jahren. Diese sollten 16 wirkstofffreie Tabletten und Kapseln unterschiedlicher Größe und Form auf die ihnen gewohnte Weise schlucken. Das Ergebnis fiel wie erwartet aus: je größer die Pillen, desto größer die Probleme. Außerdem: Runde Tabletten flutschen etwas schlechter als längliche.

Das Problem sitzt im Kopf und dort nicht unbedingt im Rachenbereich. Trotzdem kann man mit der richtigen Technik die Medikamente dorthin befördern, wo sie hingehören. Professor Haefeli hat brauchbare und nun auch wissenschaftlich fundierte Vorschläge für uns.

So schluckt man Kapseln ...

Nicht, dass der Vorgang des Kapselschluckens ein ungewöhnlich hohes Maß an Ehrfurcht erfordern würde. Dennoch bringt man es am angenehmsten hinter sich, wenn man es gesenkten Hauptes tut. Denn Kapseln sind meist etwas leichter als gepresste Tabletten. Die Körnchen des Arzneistoffes werden bei der Kapselherstellung nicht gepresst. Neben dem Arzneistoffgemisch bleibt deswegen oft ein kleiner luftgefüllter Raum in der Kapsel.

Wenn Sie mögen und gerade ein Medikament in Kapselform zur Hand haben, können wir an dieser Stelle gemeinsam ein kleines Experiment machen. Füllen Sie dazu ein Glas mit etwas Wasser (die Menge sollte etwa einem großen Schluck entsprechen), und werfen Sie dann die Kapsel hinein. Ergebnis? Genau: Die Kapsel wird mit hoher Wahrscheinlichkeit oben treiben. Im wassergefüllten Mund passiert genau das Gleiche. Und oben liegt bei gesenkter Kopfhaltung der Rachen. Ist die Kapsel erst einmal dorthin gelangt, wandert sie auch leichter weiter abwärts. Würde man jetzt aber den Kopf nach hinten neigen, würde zuerst das Getränk ablaufen, und erst dann käme die Kapsel zum Zug. Das kann eine Reizung des Gaumenzäpfchens und damit Würgereiz auslösen: Katapult rückwärts.

Zumindest bei 90 Prozent der Heidelberger Studienteilnehmer funktionierte dieser »Kapsel-Nick-Trick« ganz gut.

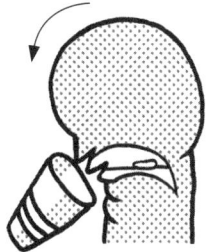

KAPSELN SCHLUCKT MAN LEICHTER
MIT DEM KAPSEL-NICK-TRICK

... und so Tabletten

Auch für das Schlucken von Tabletten haben die Heidelberger Forscher einen Tipp parat: den »Tabletten-Flaschen-Trick«. Dieser erfordert ein zackiges Vorgehen. Legen Sie sich eine kleine, flexible Plastikflasche mit einer nicht zu kleinen Öffnung zu. Füllen Sie stilles Mineralwasser oder Leitungswasser hinein. Anschließend legen Sie die einzunehmende Tablette auf Ihre Zunge und saugen so kräftig an der Flasche – ohne Luft einströmen zu lassen – dass sich diese zusammenzieht. Wenn Sie jetzt schlucken, flutscht die Tablette automatisch in den Magen! Rund zwei Drittel der Probanden kamen mit dieser Methode sehr gut zurecht.

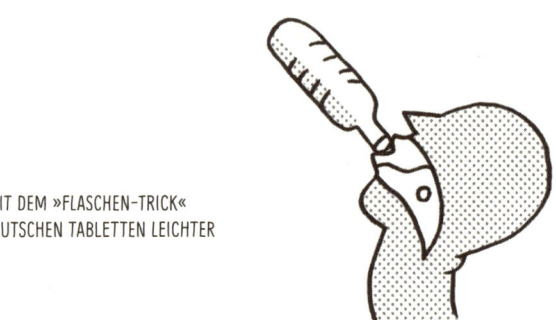

MIT DEM »FLASCHEN-TRICK«
FLUTSCHEN TABLETTEN LEICHTER

Für die armen Schlucker, die auch damit nicht zurechtkommen, habe ich hier noch ein paar Anregungen!

- Achten Sie auf genügend Flüssigkeit! Verwenden Sie zu wenig Wasser, werden manche Tabletten und Kapseln klebrig. Das bremst sie in der Speiseröhre aus. Nehmen Sie am besten bereits vor der eigentlichen Einnahme einen großen Schluck, dann werden die Schleimhäute schon mal gut befeuchtet. Und spülen Sie ausreichend nach! 150 bis 200 Milliliter Wasser sind optimal.
- Versuchen Sie es mit dem Brottrick: Kauen Sie einen Bissen Brot so lange, bis ein Brei entsteht. Danach geben Sie die Tablette zum Brei in den Mund und schlucken. Funktioniert auch mit einem Stück Banane gerade bei Kindern recht gut. Oder mit einem Löffel Apfelmus, Pudding oder Joghurt. Unbedingt etwas nachtrinken! Diese Methode eignet sich allerdings nicht für das Schlucken von Medikamenten, die nüchtern eingenommen werden sollen.
- Benutzen Sie für Ihr Getränk zum Tablettenschlucken einen nicht zu engen Trinkhalm. Durch das Ansaugen

funktioniert diese Methode ähnlich gut wie der »Tabletten-Flaschen-Trick«.

- Es gibt Hilfsmittel aus der Apotheke. Mit solchen Schluck-hilfen in Form eines Überzugs (das sieht ein bisschen so aus wie ein Kondom für Tabletten) kann man selbst jede große oder eklig schmeckende Tablette/Kapsel relativ einfach ver-packen. Das Tabletten-Mäntelchen schmeckt leicht sauer-zitronig und regt so den Speichelfluss an. Das kann Ihnen helfen, wenn Sie generell unter Mundtrockenheit leiden. Nachteil: Gerade wenn man mehrmals täglich auf Medika-mente angewiesen ist, wird es kostspielig.
- Wenn wirklich gar nichts hilft oder die Schluckstörung krankheitsbedingt ist, z. B. nach einem Schlaganfall, lohnt sich der Gang zu einer logopädischen Praxis.

Medikamente, Mysterien, Mumpitz

Wir alle befragen ja bei medizinischen Themen ganz gerne mal Dr. Google. Bei Problemen im Bereich Arzneimittelan-wendung fragen Sie doch einfach mal Ihre Apothekerinnen und Apotheker, die wissen Bescheid! Denn manche Tipps zum Thema »Probleme beim Tablettenschlucken«, die Sie im Netz finden, sind zwar einfach nur kurios, andere aber sogar richtig gefährlich.

Was Sie auf keinen Fall tun sollten: Tabletten ohne Rück-sprache mit Ihrem Arzt oder Apotheker teilen, zerkleinern, mörsern etc. Oder Kapseln öffnen. Im nächsten Kapitel erfah-ren Sie, warum das so immens wichtig ist.

Ein weiterer Tipp aus den unendlichen Weiten des Netzes, den Sie bitte nicht beherzigen sollten: Kinder mit kleinen Süßigkeiten üben lassen. Es wird empfohlen, Kinder mit Liebesperlen-Dragées anfangen zu lassen, dann zu M&Ms zu wechseln, bis man bei Geleebohnen angelangt sei.»Übe jeden Tag zehn Minuten« ist da zu lesen. Ehrlich? Jeden Tag zehn Minuten am Stück bunte Bonbons futtern? Ganz abgesehen von der nicht unbeträchtlichen Kalorienaufnahme halte ich das für ein total falsches Signal an das Kind: Arzneimittel sind keine harmlosen Süßigkeiten!

Eine weitere Kuriosität ist folgender Rat zu einer Bauch-OP an Gummibärchen: Man solle ein etwas größeres Gummibärchen mit einem spitzen Messer am Bauch aufschlitzen (!), die Tablette hineinstecken und anschließend im Ganzen schlucken. Was bringt es einem schluckunbegabten Menschen wohl, eine große Tablette in ein noch größeres Gummibärchen zu stecken?

Medikamente, Mysterien, Mumpitz …

Tabletten teilen oder: Was der Pharmazeut zusammengefügt hat, soll der Patient nicht trennen

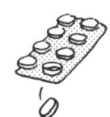

Aus einer mach viele: Tabletten teilen ist trendy

Mit der Schere zerschnitten, mit dem Messer malträtiert? Zwischen zwei Löffeln gequetscht oder gar angeknabbert? Wann und wie haben Sie das letzte Mal eine Tablette geteilt? Und warum eigentlich? Sollten oder wollten Sie vielleicht nur die halbe Dosis nehmen oder hatten Sie Probleme mit dem Schlucken? Hand aufs Herz: Wie haben Sie es angestellt?

Jede vierte Tablette wird in Deutschland nicht als ganze geschluckt – eine problematische Angelegenheit.

Für das Teilen von Tabletten kann es durchaus gute Gründe geben. Medikamente sind nicht in jeder beliebigen Stärke verfügbar. Für Kinder oder auch Senioren können Wirkstoffe durch Teilen auf eine individuelle Dosis gebracht werden. Oder es gilt, ein Medikament ein- oder auszuschleichen. Das ist beispielsweise bei Wirkstoffen sehr wichtig, die man nicht – ohne starke Nebenwirkungen hervorzurufen – von jetzt auf gleich absetzen kann. In diesem Fall ist das Teilen von Tabletten also eine sinnvolle und wichtige Sache. Und manchmal flutscht es zerkleinert einfach besser.

Der weitaus häufigste Grund ist aber das liebe Geld! Wie kann das sein? Eine Tablette mit doppeltem Wirkstoffgehalt

ist nicht automatisch doppelt so teuer. So kostet (zum Zeitpunkt, als ich dieses Kapitel schreibe) etwa eine Tablette des
sehr häufig verordneten Cholesterinsenkers Simvastatin in
der Stärke 20 mg 0,18 Euro, während die doppelte Dosis –
also 40 mg – nur 0,23 Euro kostet. Doppelte Dosis ist also
nicht doppelter Preis! Es wird günstiger, wenn die höhere
Dosis einfach geteilt wird. Der Arzt schont auf diese Weise
sein Arzneimittelbudget, und auch für den Patienten wird es
oft billiger, denn bei doppelter Stärke hält die Packung doppelt so lange. Es wird also nur einmal die gesetzliche Zuzah-
lung fällig.

Bruchrechnen geht nicht immer auf!

Der Teufel steckt wie immer im Detail. Nicht alles, was sich
irgendwie teilen oder zerkleinern lässt, verzeiht einem die
rohe Gewalt. Also Stück für Stück ein Risiko? »Da gibt es
doch bestimmt irgendwelche Studien«, werden Sie jetzt
sagen. Professor Haefeli aus Heidelberg kennen Sie ja bereits von seinen praktischen Tipps zum leichteren Tablettenschlucken.

Er hat 905 Patienten befragt, die insgesamt 3158 (!) unterschiedliche Arzneimittel einnahmen. Ein Viertel der Tabletten wurde geteilt. Meist auf Anweisung des verordnenden
Arztes und mit nur wenig Rücksicht auf Verluste: Knappe
neun Prozent der geteilten Pillen hatten nämlich gar keine
Bruchrille und waren daher auch nicht für das Teilen vor-
gesehen. Etwa vier Prozent hätten unter keinen Umständen
geteilt werden dürfen.

Weder für den Arzt noch für den Patienten war immer erkennbar, ob das Teilen erlaubt war, denn nur in einem Drittel
der Packungsbeilagen machte der jeweilige Hersteller An-

gaben zur Teilbarkeit. Manche Hersteller verpassen ihren
Tabletten sogar eine sogenannte Schmuckkerbe. Solche Kerben sollen eigentlich nur der besseren Unterscheidung von
ähnlich geformten Tabletten dienen, tatsächlich tragen sie
aber zur allgemeinen Verwirrung bei. Für den Patienten sieht
die Kerbe natürlich wie eine Bruchrille aus, was vollkommen
nachvollziehbar ist. Also, liebe Hersteller: Weg mit Schmuck-
kerben! Malt halt Blümchen drauf. Punkte wären gerade
auch in Mode.

83 Prozent der Patienten waren übrigens der Meinung,
es stünde im Beipackzettel, wenn das Teilen der Tablette
nicht erlaubt ist. Das mit dem Beipackzettel ist aber so eine
Sache. Natürlich gibt es Vorschriften, die die Gestaltung einer
Packungsbeilage regeln. Diese stehen im Arzneimittelgesetz.
Und genau so lesen sie sich auch: Amtsdeutsch. Patienten-
freundlich geht anders. Das Bundesinstitut für Arzneimittel
und Medizinprodukte (BfArM) hat im April 2015 Empfehlungen herausgegeben, mit deren Hilfe die Verständlichkeit
solcher »Waschzettel« verbessert werden soll. Unter anderem
fordert das BfArM »Angaben mit möglichst konkreten
Handlungsanweisungen«. Ich verstehe das schon so, dass Angaben zur Teilbarkeit unter diesem Punkt gut aufgehoben
wären. Nur leider gibt es keine Verpflichtung, und deswegen
wird es kaum gemacht.

Warum sind nicht alle Tabletten teilbar?

Manche Tabletten sind aus gutem Grund mit einem magensaftresistenten Überzug versehen, der sich erst nach der Passa-
ge durch den Magen auflösen soll. Der darf nicht durch Teilen
zerstört werden. Andere Medikamente sind so hergestellt,
dass der Wirkstoff nicht auf einmal, sondern langsam und
gleichmäßig ins Blut gelangt. Für Sie hat das den Vorteil, dass
Sie das betreffende Medikament statt dreimal täglich viel-

leicht nur einmal täglich einnehmen müssen. Dafür ist in einer einzelnen Tablette natürlich auch das Dreifache an Wirkstoff enthalten. Wenn Sie diese Tablette nun mutwillig zerstören, hat das eine sofortige Freigabe der gesamten Tagesdosis zur Folge. Gerade im Fall von Arzneimitteln gegen hohen Blutdruck hat das böse Folgen, denn der rauscht dann nämlich ins unterste Kellergeschoss! Bei einigen Arzneimitteln können durch das Zerstören der Hülle oder sonstiger Strukturen deshalb wirklich schwerste Nebenwirkungen auftreten. Oder sie werden komplett wirkungslos, was auch ungünstig ist.

Außerdem können Schwierigkeiten auftreten, an die man vielleicht nicht sofort denkt: Wer sowieso schon mit Würgereiz beim Schlucken der Tabletten zu kämpfen hat, tut sich mit dem Teilen keinen Gefallen. Das gute Stück hat dann oft sehr raue Bruchkanten und rutscht deswegen deutlich schlechter. Und für alle, die Tabletten nur zu Pulver gemörsert runterbringen: Teilbare Tabletten sind nicht zwingend auch mörserbar! Bitte fragen Sie im Zweifelsfall in Ihrer Apotheke nach!

Mitarbeiter in Pflegeberufen werden noch vor ganz andere Herausforderungen gestellt. Manche Wirkstoffe – Arzneimittel gegen Krebserkrankungen gehören etwa dazu – sind sogenannte CMR-Substanzen. Die Abkürzung steht für Canzerogen (krebserzeugend), Mutagen (erbgutverändernd) und Reproduktionstoxisch (fortpflanzungsgefährdend). Beim Teilen von Tabletten entstehen feine Stäube, die mit dem Auge nicht erkennbar sind. Eingeatmet werden sie trotzdem. Daher sollten CMR-Substanzen nicht geteilt oder sonst irgendwie zerkleinert werden.

How to: Tabletten teilen wie ein Profi

- Teilen Sie Ihre Tabletten nur, wenn es laut Beipackzettel ausdrücklich erlaubt ist. Ansonsten fragen Sie bitte in Ihrer Apotheke nach.
- Teilen Sie NIEMALS:
  - Kapseln
  - Dragees
  - sogenannte »Transdermale Therapeutische Systeme« TTS (dazu gehören zum Beispiel stark wirksame Schmerzpflaster, die Sie nicht zerschneiden dürfen!)
- Für die Sparfüchse: Hat eine Tablette nur *eine* Bruchrille, dann halbieren Sie sie bitte lediglich. Vierteln ergibt oft Brösel. Professor Klaus Langer von der Universität in Münster hat das mit seinen Studierenden ausprobiert und kommt zu dem Schluss, dass die Dosis in diesem Fall eher zur Glückssache wird.
- Bei intakter Fingerfertigkeit können Sie die Tabletten meistens ohne Hilfsmittel nur mit den Fingern teilen. Jede Tablettenform hat dabei ihre bevorzugte Technik:

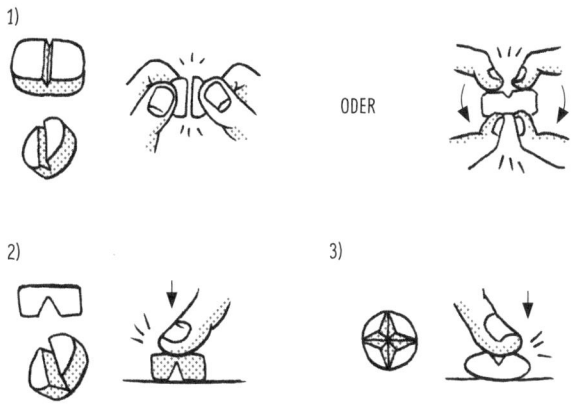

TABLETTEN, DIE TEILBAR SIND, LASSEN SICH MEISTENS MIT DEN FINGERN TEILEN

- Drücken Sie schnell und kräftig! Wenn Sie zu langsam und zögerlich drücken, brauchen Sie mehr Kraft. Außerdem bricht die Tablette dann eher ungleichmäßig auseinander, und das beeinträchtigt die Genauigkeit der Dosierung.

Manchmal sind die kleinen runden Dinger ziemlich stur und wehren sich gegen das Teilen. Außerdem hat jeder sechste Patient Probleme mit der Fingerfertigkeit. In diesen Fällen gibt es Hilfsmittel, die den Prozess erleichtern.

- Kraftverstärker: Lassen sich die Tabletten grundsätzlich durch Druck mit einem Finger teilen, können Sie die Kraft durch einen gut fassbaren Gegenstand mit flachem Ende verstärken. Das kann zum Beispiel ein leeres Brausetablettenröhrchen sein. Nachteil: Bei zu großer Krafteinwirkung wird es bröselig!

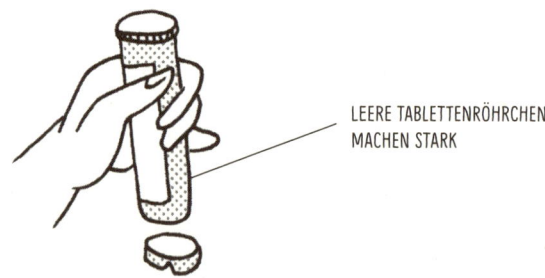

LEERE TABLETTENRÖHRCHEN
MACHEN STARK

- Küchenmesser: Das Zentrallabor Deutscher Apotheker hat unterschiedliche Methoden zum Teilen von Tabletten untersucht und festgestellt: Ein simples Küchenmesser kann die meisten Tablettenarten ziemlich präzise teilen! Voraussetzung ist, dass die Klinge des Messers nicht zu spitz zuläuft und Sie eine weiche Unterlage benutzen. Dann klappt das normalerweise gut.

• Tablettenteiler: das beste Hilfsmittel. Es gibt ihn in den unterschiedlichsten Ausführungen. Im Test schnitt am besten der Tablettenteiler mit dem sinnigen Namen »Exakt« ab.
• Ihre Apotheke: Sollten Sie mit dem Teilen gar nicht zurechtkommen, fragen Sie doch in Ihrer Apotheke nach! Dort hat man in der Regel viele praktische Ideen und kann individuell auf Sie eingehen.

Wohin mit dem übrig gebliebenen Bruchstück?

Die Sache ist die: Manche Wirkstoffe mögen weder Tageslicht noch Luftfeuchtigkeit. Eine geteilte Tablette hat aber – mindestens – zwei »offene« Bruchseiten. Ist der Wirkstoff in der Tablette empfindlich gegenüber Tageslicht oder Luftfeuchtigkeit, wird ein Teil des Wirkstoffs in der Zeit bis zur nächsten Einnahme abgebaut. Wenn das Bruchstück noch längere Zeit offen herumliegt (weil Sie beispielsweise nur eine halbe Schmerztablette brauchen und der Zeitraum bis zur nächsten Kopfschmerzattacke glücklicherweise einige Tage bis Wochen lang ist), verringert sich der Wirkstoffgehalt noch weiter. Und selbst wenn Sie die Tablettenhälfte wieder in den Blister zurückdrücken, bringt das nichts. Der Blister ist nicht mehr luftdicht verschlossen. Mit der Haltbarkeit von geteilten Tabletten ist es ein wenig wie bei Joghurt: Bei ihm verkürzt sich das Mindesthaltbarkeitsdatum auch, wenn Sie die Packung anbrechen und dann offen im Kühlschrank stehen lassen.

Wie viel des Wirkstoffes tatsächlich verloren geht, ist nicht vorhersehbar. Aus diesem Grund finden Sie in keiner Packungsbeilage Angaben zur Verwendbarkeit nach dem Teilen.

Was also tun? Nehmen Sie den verbleibenden Rest zum nächsten geplanten Einnahmezeitpunkt! Sollte der erst in einigen Tagen oder noch später sein: Ab in den Restmüll damit!

Der Feind in meiner Küche oder: Womit spüle ich die Tablette hinunter?

Die Natur ist großzügig

Obst ist gesund, Milch macht müde Männer munter, und ein Gläschen in Ehren kann niemand verwehren. Das haben wir alle schon gehört, und manchmal ist auch was Wahres dran. Was aber würden Sie sagen, wenn ich Ihnen erzähle, dass die als Superfood gepriesenen Goji-Beeren für einen Notarzteinsatz sorgen können, Milch auch schlapp und antriebslos machen kann und Grapefruitsaft (oder auch die beliebte Pomelo) dafür verantwortlich sein kann, dass sich Ihre Muskeln zersetzen? Und weil wir gerade dabei sind: »Alkohol verstärkt den Effekt des Medikaments« ist ein Warnhinweis und keine Empfehlung.

Sie haben es wahrscheinlich längst geahnt: Im aktuellen Kapitel dreht sich alles um Wechselwirkungen zwischen Arzneimitteln und Lebensmitteln.

Vermeintlich gesunde Lebensmittel wie Grapefruit, Milch, Tee können zusammen mit Arzneimitteln zu riskanten Gefahrstoffen werden? Leider ja. Die Wechselwirkungen zwischen Arzneimitteln und Lebensmitteln sind sogar noch viel komplexer als die Wechselwirkungen von Arzneimitteln untereinander.

Warum ist das so? Ein Arzneistoff ist eine definierte Substanz, bestehend aus *einer* chemischen Verbindung. Bei Arzneimittelinteraktionen reagiert eine einzelne Substanz mit einer weiteren Substanz. Das Ergebnis dieser Wechselwirkung kann man noch relativ leicht vorhersehen. Eine einzige Mahlzeit hingegen kann mehrere Hundert verschiedene chemische Verbindungen enthalten! Eine schlichte Tomate enthält zwar zu 95 Prozent Wasser, außerdem Vitamine und Mineralstoffe, daneben aber auch Chlorogensäure, Citronensäure, Glykoalkaloide, Glykoproteine, Lignin, Lutein, Lycopin, p-Cumarsäure, Tyramin und Zeaxanthin. In der Tomatenhaut findet man n-Nonacosan, n-Triacontan und n-Hentriacontan, Fettsäuren (Palmitin-, Stearin-, Öl-, Linol- und Linolensäure), Triterpene (α- und β-Amyrin) und Sterine (β-Sitosterin, Stigmasterin). Wenn die Tomate dann sogar noch nach Tomate schmeckt, kommen außerdem die Geschmacksstoffe Isovaleraldehyd, 2-Methyl-1-Butanol und 3-Methyl-1-Butanol dazu. Die Natur ist da ziemlich großzügig. Für den in das Rennen geschickten Arzneistoff stehen also unzählige potenzielle Reaktionspartner für Wechselwirkungen zur Verfügung.

Zum Glück sind die allermeisten Lebensmittel unproblematisch. Manche allerdings können in Kombination mit Arzneimitteln durchaus gefährlich werden. Fachleute drücken das so aus: Es gibt »Interaktionen ohne und mit klinischer Relevanz«.

Über die wichtigsten (weil häufigsten) Lebensmittel-Arzneimittel-Interaktionen lesen Sie im Folgenden.

Die Milch macht's!

Diese Wechselwirkung betrifft kalziumhaltige Lebensmittel, wie Milch und Milchprodukte. Auch viele Mineralwässer enthalten eine Menge Kalzium.

Wie entsteht diese Wechselwirkung?

Manche Arzneistoffe gehen mit Kalzium enge Verbindungen ein, die zu groß sind, um durch die Darmschleimhaut zu gelangen. Sie werden zu schwer resorbierbaren Komplexen, die nicht mehr in ausreichender Menge im Blutkreislauf ankommen. Zu wenig Arzneistoff bedeutet in der Regel dann zu wenig Wirkung.

Kombinieren Sie deshalb kalziumhaltige Lebensmittel nicht mit ...

• **Schilddrüsenhormonen (L-Thyroxin)!**

Wenn Sie unter einer Schilddrüsenunterfunktion (Hypothyreose) leiden, müssen Sie Schilddrüsenhormone einnehmen. Die Wirkung dieser Medikamente wird durch die beschriebene Interaktion mit Kalzium vermindert. Die Symptome Ihrer Hypothyreose verbessern sich dann nicht: Sie frieren weiterhin leicht, sind oft antriebslos, und die Anzeige auf der Waage geht nach oben. Sehen Sie? Milch kann also durchaus müde machen!

• **einigen Antibiotika (Doxycyclin, Ciprofloxacin, Norfloxacin)!**

Das dürfte klar sein: Wenn das benötigte Antibiotikum nicht wirkt, machen die Bakterien Party! Sachlicher ausgedrückt: Es kommt zum Therapieversagen. Im allerschlimmsten Fall mit Komplikationen wie beispielsweise einer Blutvergiftung.

Die Empfehlung, vom gleichzeitigen Milchverzehr abzusehen, gilt allerdings nicht für alle Antibiotika. Hier hilft die Packungsbeilage weiter!

• **Bisphosphonaten (z. B. Alendronsäure) – Arzneimittel zur Behandlung der Osteoporose!**

Auch hier kommt es zu einer verminderten Wirkung, die tückischerweise nicht sofort auffällt. Kann das Arzneimittel nicht wirken, weil es aufgrund mangelnder Resorption nicht zum Zielort, den Knochen, gelangt, verschlechtert sich die Knochendichte weiter oder wird jedenfalls nicht besser. Das kann dann zu einem enttäuschenden Ergebnis bei der nächsten Knochendichtemessung führen. Oder schlimmstenfalls zu einem Knochenbruch.

Deshalb:
Halten Sie vor und nach der Einnahme der genannten Arzneimittel einen zwei-, besser dreistündigen Abstand ein. Das gilt übrigens nicht nur für Milchprodukte, auch Mineralwässer enthalten oft größere Mengen Kalzium. Schauen Sie da vorsichtshalber mal auf das Etikett! Empfehlenswert sind Mineralwässer, die weniger als 150 Milligramm Kalzium pro Liter enthalten.

But first ... no coffee!

Koffeinhaltige Lebensmittel (Kaffee, Tee, Mate, Energy Drinks, große Mengen Bitterschokolade) sind ebenfalls beliebte Interaktionspartner von Medikamenten.

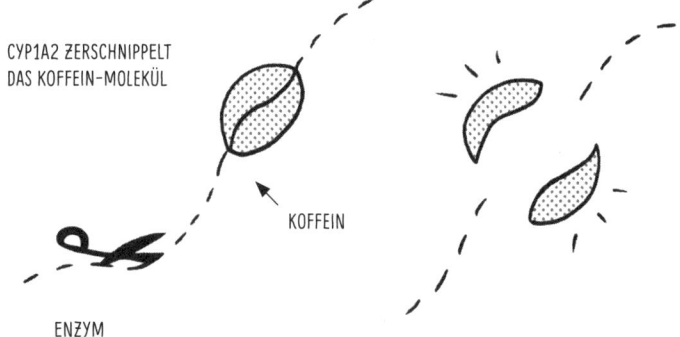

CYP1A2 ZERSCHNIPPELT
DAS KOFFEIN-MOLEKÜL

KOFFEIN

ENZYM

Koffein kann bei empfindlichen Personen ohnehin schon Unruhe und Schlaflosigkeit verursachen. Um verstehen zu können, warum Koffein in Verbindung mit manchen Arzneimitteln auch robuste Kaffeetrinker um den Schlaf bringt und zu Schlimmerem führen kann, müssen wir kurz in die Pharmakologie einsteigen. Keine Angst, das schaffen wir!

Sie können es sich vorstellen: Alles, was in den Körper reinkommt, muss auch irgendwie wieder raus. Wo kämen wir denn da sonst hin. Jetzt ist es aber nicht so, dass wir etwas schlucken, was dann durch kleine Löchlein in der Darmschleimhaut ins Blut flutscht, um sich nach getaner Arbeit auf dem gleichen Wege wieder nach draußen zu mogeln. Da hätten wir die Rechnung ohne unsere Leber gemacht! Die Leber ist ja das wirklich unterschätzte Organ. Sie arbeitet ständig auf Hochtouren, um unseren Organismus sauber zu halten. Sie baut belastende oder potenziell gefährliche Substanzen so um, dass diese den Körper möglichst problemlos verlassen können. Die Leber hat noch viel mehr Fähigkeiten als eine Hochleistungskläranlage!

Um diese Substanzen entsprechend umwandeln zu können, stehen dem »Labor« der Leber zahlreiche körpereigene Enzyme zur Verfügung. Ganz einfach erklärt, zerschnippeln Enzyme andere Stoffe in kleinere Stückchen, die dann schneller und besser aus dem Organismus eliminiert werden können.

Eine Enzym-Familie, die wir später noch wiedertreffen werden, ist Cytochrom P450. Ein Mitglied dieser echten Großfamilie hat es sich zur Aufgabe gemacht, für den reibungslosen Abbau von Koffein im Körper zu sorgen: das CYP1A2. Ohne CYP1A2 wäre Kaffeegenuss für uns unmöglich, ohne früher oder später einer Herzattacke zu erliegen. Das Koffein würde ohne CYP1A2 im Körper kumulieren.

Wenn wir nun ein Arzneimittel einnehmen, dessen Wirkstoff unser CYP1A2 in irgendeiner Weise stört, kann das echt unangenehm werden: Jeder von uns weiß, wie es sich an-fühlt, wenn man zu viel oder zu starken Kaffee getrunken hat. Nur geht dieses Gefühl meist nach kurzer Zeit vorbei, während es im Falle unserer Interaktion unangenehm lange dauern kann, weil man auf den Abbau des Koffeins wartet, wie auf die Öffnung einer zweiten Kasse im Supermarkt. Un-ruhe, Erregung, Schlaflosigkeit, starkes Herzklopfen sind die Folgen.

Kombinieren Sie deshalb koffeinhaltige Lebensmittel nicht mit:

• **Antibiotika aus der Gruppe der Gyrasehemmer (Cipro-floxacin, Norfloxacin)**
Diese Antibiotika hindern CYP1A2 an seinem Job, deshalb wird das aufgenommene Koffein sehr viel langsamer abge-baut.
Vor allem, wenn Sie unter Krampfanfällen leiden oder Herzrhythmusstörungen haben, sollten Sie während der Behandlung mit oben genannten Antibiotika besser ganz auf Koffein in jeglicher Form verzichten. Also: keinen Kaffee, keine Energy-Drinks und auch nicht unbedingt die ganze Tafel Zartbitterschokolade vernaschen, denn Kakao enthält Theobromin, eine koffeinähnliche Substanz.

Hände weg von der Grapefruit

Grapefruit und Pomelo schmecken gut und gelten als gesund. Die Kombination mit bestimmten Arzneimitteln sollten Sie aber unbedingt meiden!
Die Übeltäter heißen Dihydroxybergamottin und Naringe-nin. Letzteres ist für den bitteren Geschmack der Grapefruit verantwortlich, aber auch für bittere Nebenwirkungen.

Wie kommt's? Nicht nur in der Leber sitzen Enzyme der Familie Cytochrom P450. Das Multitalent Darm kann ebenfalls damit aufwarten. Hier hat es sich besonders das Enzym mit dem Namen CYP3A4 gemütlich gemacht. Viele Arzneistoffe werden also bereits im Darm von CYP3A4 verändert, bevor sie überhaupt ins Blut gelangen. Das ist zunächst ganz normal und unbedenklich und passiert mit ziemlich vielen Arzneistoffen. Dabei sind zwei Wege möglich.

Weg 1: CYP3A4 verändert den Arzneistoff schon in der Darmschleimhaut zum Teil. Die Menge, die anschließend für die gewünschte Wirkung zur Verfügung steht, verringert sich dadurch. Diesen Weg gehen unter anderem Statine, das sind Arzneimittel zur Behandlung eines zu hohen Cholesterinspiegels.

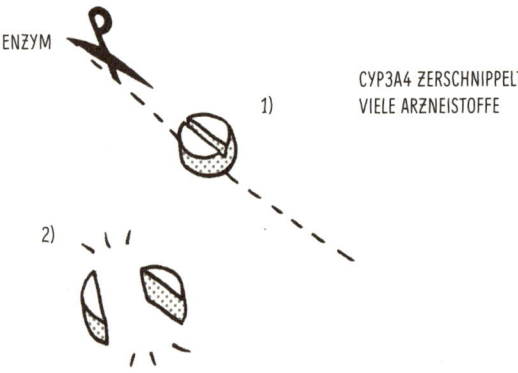

ENZYM

1)

CYP3A4 ZERSCHNIPPELT
VIELE ARZNEISTOFFE

2)

Weg 2: Der Arzneistoff gehört zu den sogenannten Prodrugs. Das sind Stoffe, die erst eine Wirkung entfalten können, wenn sie im Körper durch ein Enzym (hier CYP3A4) entsprechend zurechtgestutzt werden. Erst dann schalten sie den Turbo zu. Dazu gehört beispielsweise Cylcophosphamid, das bei bestimmten Krebserkrankungen eingesetzt wird.

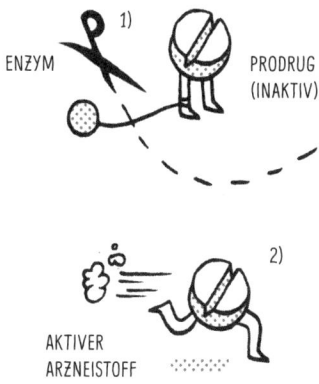

Und jetzt kommt die Grapefruit ins Spiel, deren Inhaltsstoffe CYP3A4 nämlich teilweise blockieren!

Was passiert dabei auf Weg 1 im Detail? Gehören Sie vielleicht auch zu den inzwischen 4,5 Millionen Patienten in Deutschland, die ein Medikament aus der Gruppe der Statine einnehmen müssen, weil ihr Cholesterinspiegel zu hoch ist? Statine, allen voran Simvastatin, liegen in den Top Ten der am meisten verordneten Arzneimittel weit oben. Deshalb kann diese Wechselwirkung viele Menschen treffen!

Schauen wir uns mal an, was passiert, wenn Sie zum Frühstück ein Glas Grapefruitsaft trinken. Weil der ja so gesund ist. Kaum sind die Störenfriede aus der Grapefruit im Darm, lenken sie das CYP3A4 für viele Stunden bis sogar einige Tage ab. Nehmen Sie dann am Abend wie gewohnt Ihr Simvastatin ein, kann dieses sich in voller (Über)Dosis – es wird ja vom CYP3A4 nicht teilweise abgebaut – durch die Darmwand ins Blut mogeln.

Im schlimmsten Fall kann der Simvastatin-Blutspiegel um unglaubliche 1200 (in Worten: eintausendzweihundert!) Prozent steigen. »Ja und?«, werden Sie jetzt vielleicht sagen, »dann geht es meinem zu hohen Cholesterin halt ordentlich an den Kragen.« Stimmt schon. Aber leider auch Ihrer Muskulatur. Denn nicht nur die Hauptwirkung wird gesteigert, auch die unerwünschten Wirkungen (»Nebenwirkungen«) treten mit voller Wucht zu. Unsere Skelettmuskulatur zum Beispiel mag Statine nicht besonders. Bei vielen Patienten kommt es daher zu mehr oder weniger ausgeprägten Muskelschmerzen. Normalerweise sind diese Beschwerden harmlos. In seltenen Fällen deuten sie aber darauf hin, dass sich Muskelgewebe auflöst. Das ist nicht nur sehr schmerzhaft. Durch den Abbau der Muskelzellen kann es im Extremfall zu Nierenversagen und sogar zum Tod kommen. Und genau das kann eintreten, wenn man Statine mit Grapefruit kombiniert!

Und wie läuft es auf dem zweiten Weg ab? Also dort, wo ein Prodrug durch CYP3A4 erst zum Wirkstoff wird? Verstärkte Nebenwirkungen braucht man hier nicht zu fürchten. Denn auch hier gilt »Ohne Wirkung keine Nebenwirkung«. Und umgekehrt, denn die benötigte Hauptwirkung kommt ebenfalls nur in abgeschwächter Form. Gerade im Fall einer Krebsbehandlung ist das natürlich dramatisch.

Ganz wichtig: Es reicht nicht aus, einfach nur ein paar Stunden Abstand zu halten! Die Wirkung der Grapefruit hält für Tage an!

Mit Superfood schneller ins Grab?

Goji-Beeren stärken das Herz, geben dem Immunsystem einen Kick, schützen vor vorzeitigem Altern, Entzündungen und Krebs! Besonders für Diabetiker geeignet! Ach, es ist einfach sensationell, wozu diese Beeren imstande sind! Zumindest, wenn man den blumigen Versprechen im Internet

Glauben schenken möchte. Da ist es doch nachvollziehbar, wenn besonders Menschen mit Gefäßerkrankungen – oder umgangssprachlich Arterienverkalkung – zu diesen Wunderbeeren greifen. Meistens haben diese Patienten allerdings schon einen Herzinfarkt oder Schlaganfall hinter sich. Und oft müssen sie deswegen ein Medikament einnehmen, das die Blutgerinnung zum Teil hemmt. Das Blut soll so vor Gerinnselbildung geschützt werden, denn solche Klumpen verirren sich gerne mal in die engen Herzkranzgefäße oder in das Gehirn und blockieren auf diese Weise den Blutfluss. Was dann einen erneuten Herzinfarkt oder Schlaganfall auslösen kann.

Ein recht geläufiges gerinnungshemmendes Medikament ist Marcumar® (Wirkstoff: Phenprocoumon). Patienten müssen regelmäßig die Funktionstüchtigkeit ihrer Blutgerinnung kontrollieren lassen, wenn sie damit behandelt werden. Die Dosis muss stets sehr penibel gewählt werden: Wirkt das Medikament zu schwach, ist das Risiko eines erneuten Infarktes oder Schlaganfalls hoch. Wirkt es zu stark, kann es zu möglicherweise lebensbedrohlichen inneren Blutungen kommen. Die kleinen roten Goji-Beeren können die Wirkung des Arzneimittels so ausgeprägt verstärken, dass auch das BfArM (Bundesinstitut für Arzneimittel und Medizinprodukte) vor dem gleichzeitigen Verzehr warnt.

Kein Gläschen in Ehren

An dieser Stelle wollte ich Ihnen ursprünglich zeigen, warum Alkohol und Medikamente grundsätzlich kein gutes Paar abgeben.

Alkohol ist aber ein Multitalent und stört die Wirkung von Arzneimitteln auf so vielfältige Art und Weise, dass wir am

Ende des Textes vermutlich beide nicht mehr gewusst hätten, wo uns der Kopf steht.

Deshalb ganz schlicht und einfach:

NIEMALS. MEDIKAMENTE. MIT. ALKOHOL. EINNEHMEN. PUNKT.

Sie sind auf der sicheren Seite, wenn Sie Ihre Medikamente einfach mit Leitungswasser einnehmen. Und dabei nicht geizig sind: 150 Milliliter sollten es mindestens sein.

Beipackzettel verstehen: Wann genau nach dem Essen ist eigentlich schon wieder vor dem Essen?

Der kleine Beipackzettel-Übersetzer

Der Tod ist möglich. Helfen kann die Tablette unter Umständen auch. Für viele Patienten klingt die Zusammenfassung einer Packungsbeilage genau so.

Beipackzettel, Gebrauchsanweisung, Waschzettel, Bedienungsanleitung ... Egal, wie wir den umständlich gefalteten Zettel nennen: Nicht einmal Ärzte und Apotheker verstehen ihn durchgehend. Das Deutsche Ärzteblatt veröffentlichte im Oktober 2013 eine Studie, der zufolge gerade mal vier von 100 Ärzten die tatsächliche Häufigkeit »häufiger« Nebenwirkungen richtig einordnen konnten. Der Rest war der Meinung, »häufige« Nebenwirkungen treten bei 60 Prozent der behandelten Patienten auf. Tatsächlich bedeutet »häufig« hier aber: Unerwünschte Wirkungen treten bei weniger als einem von zehn Behandelten, aber bei mehr als einem von 100 Behandelten auf. Wir rechnen nach. Und kommen auf etwas mehr als ein Prozent, allerhöchstens jedoch knappe zehn.

Wenn also schon die Fachleute das Fachchinesisch nicht zuverlässig verstehen, wie geht es dann erst den Patienten?

Auch unter denen gibt es zweierlei Lager: die, die den Beipackzettel gar nicht erst lesen, und die, die ihn zwar lesen, das Arzneimittel dann aber aus Angst vor möglichen Nebenwir-

kungen vielleicht nicht einnehmen. Beides kann Schaden an-
richten.

Eine eigens dafür eingerichtete EU-Kommission soll nun
einen für jedermann verständlichen Beipackzettel austüfteln.

Die offizielle Bezeichnung für den Beipackzettel lautet übrigens »Gebrauchsinformation«. Was genau in dieser stehen
muss, denkt sich nicht das jeweilige Pharmaunternehmen
aus, das steht im Arzneimittelgesetz. Aufbau und Wortwahl
sind ziemlich genau festgelegt. In kompliziertem Wortlaut
und winzig kleiner Schrift soll uns die Packungsbeilage also
über wesentliche Punkte aufklären.

Wann genau nach dem Essen ist wieder vor dem Essen?

Hand aufs Herz: Wissen Sie bei jedem Arzneimittel, das Sie
einnehmen, ob Sie es vor oder nach dem Essen oder gar nüchtern schlucken sollen? Und ab wie vielen Minuten vor dem
Essen gilt Ihr Magen als »nüchtern«?

Mein Mann sagt immer: Im Magen kommt eh alles zusammen. Da hat er recht, und genau da liegt das Problem.

Die Nahrung muss sich eine Zeit lang im Magen aufhalten,
um vorverdaut zu werden. Je nach Zusammensetzung der
Mahlzeit kann das eine bis fünf Stunden dauern. In Gesellschaft von Schweinebraten und Knödeln muss sich die
Kopfschmerztablette im Magen ganz hinten anstellen. Die
Folge: Die Tablette wird gemächlich gemeinsam mit dem
Speisebrei in den Dünndarm befördert und kommt so erst
nach Stunden im Blut an. Möglich, dass die Schmerzen bis
dahin schon von selbst vergangen sind. Soll ein Medikament
schnell wirken, ist es also von Vorteil, es auf nüchternen Magen einzunehmen.

Die Nüchtern-Einnahme ist auch bei Medikamenten, die von einem magensaftresistenten Überzug umhüllt sind, wichtig. Diese Überzüge bringen pharmazeutische Technologen gerne an, um zu gewährleisten, dass sich die Tablette oder Kapsel erst im leicht basischen Dünndarm auflöst und keinesfalls schon im sauren Magen. Entweder, weil in diesem Fall der Arzneistoff zu empfindlich ist für den sehr sauren Magensaft. Oder die Magenschleimhaut selbst verträgt den Arzneistoff nicht gut. Wenn es sich allerdings eine komplette Mahlzeit im Magen bequem macht, wird ein großer Teil der Säure gebunden. Das kann dazu führen, dass der magensaftresistente Überzug sich jetzt bereits im (viel weniger sauren) Dünndarm wähnt und den Arzneistoff freigibt. Das geht immer ungünstig aus. Entweder für den Arzneistoff, der kaputtgeht, oder für die Magenschleimhaut, die gereizt reagiert.

Gibt es auch Gründe, ein Medikament zum oder nach dem Essen zu nehmen? Ja, und das wird dann auch so im Beipackzettel empfohlen. Manche Arzneistoffe werden vom leeren Magen nicht gut vertragen.
Aber was heißt denn nun »vorwährendnachnüchtern«?

Nüchtern:
Die Einnahme sollte mindestens 30, besser 60 Minuten VOR einer Mahlzeit erfolgen. Oder frühestens drei Stunden danach. Wenn Sie beispielsweise Schilddrüsenhormone einnehmen müssen und für gewöhnlich um 8:00 Uhr frühstücken, sollten Sie die Tablette spätestens um 7:30 Uhr schlucken. Sonst müssten Sie wieder bis 11:00 Uhr warten. Ich würde das dann ja komplett vergessen …

Vor der Mahlzeit:

Die Einnahme sollte 30 Minuten vor dem Essen erfolgen. Manchmal finden Sie aber auch eine konkrete Angabe im Beipackzettel (z. B. 15 Minuten vor der Mahlzeit).

Zu einer Mahlzeit:

Während oder nach Abschluss der Mahlzeit.

Unabhängig von den Mahlzeiten:

Hier ist es tatsächlich völlig egal, wann Sie essen oder gegessen haben.

Wie wirken Arzneimittel, und wenn ja, warum?

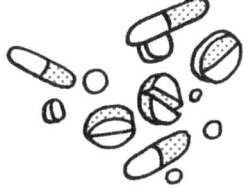

Es geht abwärts,
steigen Sie ein!

Eine Messerspitze eines Arzneistoffes kann Schmerzen lindern, den Blutdruck senken oder sogar Bakterien vernichten. Ein paar Bröselchen zu viel können schwere Nebenwirkungen verursachen. Oder eine ungeeignete Kombination zweier oder mehrerer Wirkstoffe richtet lebensbedrohliche Wechselwirkungen an.

Wie geht das eigentlich? Wie funktionieren Arzneimittel?

Woher weiß die Schmerztablette, dass sie im Kopf wirken soll?

Damit ein Medikament im Körper wirken kann, muss es erst einmal in den Körper hinein. Doch was heißt »im Körper«? Im Magen? Im Darm? Wann ist ein Arzneimittel tatsächlich im Organismus angekommen? Schon nachdem wir es geschluckt haben?

Auch wenn das jetzt seltsam klingen mag: Solange sich der Arzneistoff noch im Verdauungstrakt aufhält, ist er nicht »drin« im Organismus. Der Schlauch, der sich von den Lippen bis zum Hinterausgang entlangschlängelt, befindet sich nämlich genau genommen noch außerhalb.

Das können Sie sich so vorstellen: Sie haben bestimmt schon einmal einen Kirschkern verschluckt. Der ist, nachdem er durch die Speiseröhre in den Magen geplumpst und durch den Darm gewandert ist, hoffentlich am Ende hinten wieder rausgekommen. Unverändert. Er ist nicht in den Organismus aufgenommen worden. Denn erst wenn das Geschluckte sich im Magen auflöst und in die Blutbahn transportiert wird, gelangt es wirklich in den Organismus.

Speiseröhre, Magen und Darm dagegen können Sie sich als einen lang gezogenen, schlecht beleuchteten Flur vorstellen, mit unzähligen Türen, die sich nicht allem öffnen. In den

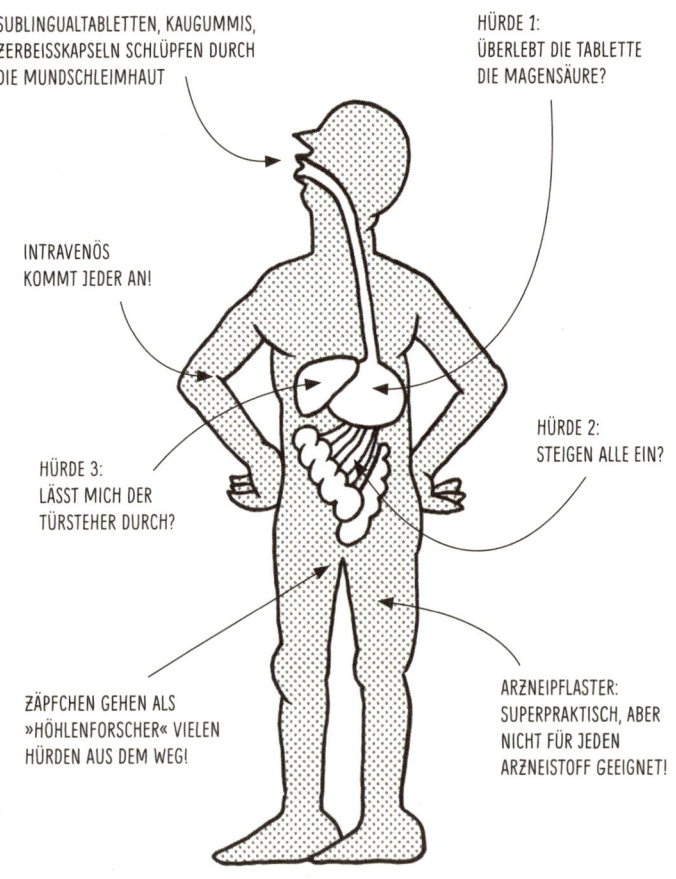

SUBLINGUALTABLETTEN, KAUGUMMIS, ZERBEISSKAPSELN SCHLÜPFEN DURCH DIE MUNDSCHLEIMHAUT

HÜRDE 1: ÜBERLEBT DIE TABLETTE DIE MAGENSÄURE?

INTRAVENÖS KOMMT JEDER AN!

HÜRDE 3: LÄSST MICH DER TÜRSTEHER DURCH?

HÜRDE 2: STEIGEN ALLE EIN?

ZÄPFCHEN GEHEN ALS »HÖHLENFORSCHER« VIELEN HÜRDEN AUS DEM WEG!

ARZNEIPFLASTER: SUPERPRAKTISCH, ABER NICHT FÜR JEDEN ARZNEISTOFF GEEIGNET!

VIELE WEGE FÜHREN ZUR WIRKUNG, FAST KEINER IST OHNE HINDERNISSE

Räumen dahinter findet das eigentliche Geschehen statt, und deshalb muss der Arzneistoff dort hinein. Deswegen spricht man erst wenn der Arzneistoff ins Blut gelangt ist, von einer systemischen Wirkung. »Systemisch« bedeutet in der Medizin »den kompletten Organismus betreffend«.

Aber welche Wege führen denn nun zur Wirkung?

Die Invasion der Moleküle

Was sich wie der Titel eines mäßig aufregenden Science-Fiction-Streifens anhört, ist tatsächlich der Fachausdruck für alle Vorgänge in unserem Organismus, die den Arzneistoff vom Applikationsort (Magen-Darm-Trakt, Haut, Enddarm …) zum Wirkort hinbringen sollen: die Invasion. Ein Arzneimittel kann nämlich nur dann wirksam werden, wenn am Wirkort genügend davon ankommt.

Tabletten und Pillen zum Schlucken sind nach wie vor der populärste Weg der Arzneimittelanwendung. Tabletten sind einfach herzustellen und für die meisten Patienten auch unkompliziert in der Anwendung.

Aber es ist der Weg mit den meisten Unwägbarkeiten. Wie wir gesehen haben, geht das schon beim Schlucken los, hört da aber noch lange nicht auf. Die Route über Magen und Darm gleicht in mancher Hinsicht einer Blackbox, bei der wir oben was reinkippen und dann abwarten müssen, was an Wirkung unten rauskommt.

Unser Organismus meint es nämlich gut mit uns und lässt deswegen nicht alles ungeprüft an uns ran. Es könnte uns ja schaden. Zahlreiche Barrieren machen es potenziell gefährlichen Stoffen schwer (aber nicht unmöglich, sonst gäbe es keine Vergiftungen), in das Blutgefäßsystem zu gelangen.

Viel einfacher und berechenbarer wäre es, wenn wir alle diese Hürden umgehen würden und unsere Arzneimittel direkt in das Blut laufen ließen! Ohne Zweifel schlucken die allermeisten von uns aber verständlicherweise lieber eine Tablette, als sich eine Nadel in die Vene zu jagen oder mit dem Infusionsständer spazieren zu gehen.

Auf dem Weg durch den Verdauungstrakt kann eine Menge passieren. Mehrere Faktoren müssen stimmen, damit wir mit der gewünschten Wirkung rechnen können.

Erst einmal muss die sogenannte Wirkstofffreisetzung aus der Tablette funktionieren. Mit anderen Worten: Die Tablette muss im Magen schnell genug zerfallen, damit sich der Wirkstoff auflösen kann. Machen sich die Arzneistoffteilchen in der Tablette nicht klein genug, passen sie nicht durch die Darmschleimhaut in Richtung Blut.

Als Nächstes kommt der chemische Angriff: Nach dem erfolgreichen Schluckvorgang wartet im Magen die Magensäure mit einem Milieu von einem pH-Wert zwischen fast null und vier auf unsere Tablette. Das ist schon sehr sauer. Manche Arzneistoffe vertragen die Magensäure gar nicht gut. Deswegen müssen sie einen Schutzanzug bekommen: einen magensaftresistenten Überzug. Mit diesem kommen sie unbeschadet in den Dünndarm, wo die eigentliche Arzneistoffaufnahme stattfindet. Denn, wichtig zu wissen: Vom Magen aus gelangt kaum etwas direkt ins Blut. Deswegen hilft zeitnahes Magenauspumpen bei Vergiftungen (solange die Substanz noch nicht in nennenswerter Menge im Dünndarm angekommen ist). Allerdings sollten Sie sich darauf bitte nicht verlassen.

Ist der Arzneistoff dann endlich im Dünndarm angekommen, wird er über die Darmschleimhaut in das Blut aufgenommen – oder in der Fachsprache: resorbiert. Das ist der entscheidende Schritt. Denn was nicht ins Blut kommt, kann auch nicht wirken!

Arzneistoffe werden im Wesentlichen im oberen Dünndarm aufgenommen. Der ist dafür durch seine riesige Fläche hervorragend geeignet! Durch seine Schleimhautfalten, -zotten, -krypten und Mikrovilli kommen schon ein paar Quadratmeter zusammen. Allerdings ist unser Darm in den vergangenen Jahren arg zusammengeschrumpft. Zumindest in den Anatomie-Lehrbüchern. Ging man vor gar nicht allzu langer Zeit noch davon aus, dass es eine vollständig geglättete Darmschleimhaut locker auf 200 Quadratmeter bringt, messen neuere mikroskopische Techniken nur noch 30, höchstens 40 Quadratmeter. So wurden aus einem ganzen Tennisplatz gerade mal neun Tischtennisplatten.

Und dort im Dünndarm stehen, wie auf einem riesigen Bahnhof, alle Arzneistoffmoleküle im Darm an, um den nächsten Zug in Richtung Blutkreislauf zu erreichen, wobei nicht alle Moleküle aufspringen können. Denn hier erwarten sie nämlich schon wieder Hürden.

DIE »TÜR« AUS DEM
DARM INS BLUT HINEIN

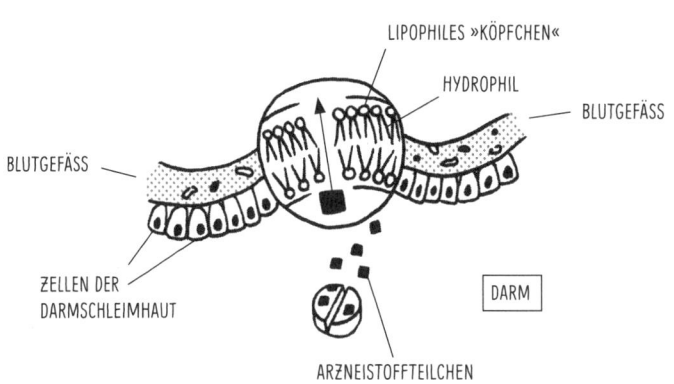

LIPOPHILES »KÖPFCHEN«

HYDROPHIL

BLUTGEFÄSS

BLUTGEFÄSS

ZELLEN DER
DARMSCHLEIMHAUT

DARM

ARZNEISTOFFTEILCHEN

Das ist (stark vereinfacht) unsere Darmschleimhaut. Durch diese müssen die Arzneistoffteilchen in Richtung Blutgefäß durch. Die kleinen Köpfchen, die zum Darm hinzeigen, stehen für den lipophilen Anteil der Darmschleimhaut. Lipophil heißt »fettliebend«. Diese Köpfchen mögen alles, was fettlöslich ist, sehr gerne. Alles Wasserlösliche halten sie lieber von sich fern, getreu dem Motto: Gleich und Gleich gesellt sich gern! Hat der Arzneistoff also einen lipophilen Anteil, halten sie ihm höflich die Tür auf und lassen ihn durch.

Mit Arzneistoffen ist es aber so: Nur winzigste Teilchen passen durch diese Türen in der Darmschleimhaut überhaupt durch. Deswegen muss sich ein Arzneistoff im Dünndarm auch in kleinste Teilchen auflösen. Und im Dünndarm ist die Umgebung eher wässrig. Unser Arzneistoff muss also auf jeden Fall auch ausreichend wasserlösliche (hydrophile) Komponenten haben – zusätzlich zu den lipophilen. Sonst kann er sich nicht auflösen. So ein Stoff, der beides kann, muss ja auch erst mal gefunden werden!

Fassen wir das Bisherige zusammen: Wir haben einen Arzneistoff, der ein bisschen hydrophil und ein bisschen lipophil ist, und haben eine Tablette daraus hergestellt, die entweder

AUSGLEICHENDE GERECHTIGKEIT:
DIE PASSIVE DIFFUSION

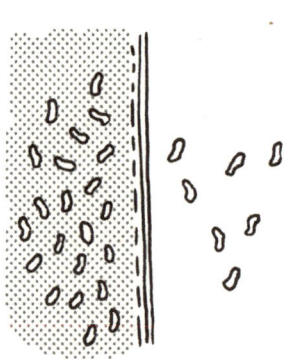

bereits im Magen zerfällt oder spätestens im Dünndarm, wenn der Wirkstoff säureempfindlich ist. Und sie löst sich gut auf.

Und jetzt wollen wir den Wirkstoff durch diese Türchen der Darmschleimhaut hindurchschleusen. Das geht – ausreichende Lipophilie vorausgesetzt – überraschend einfach durch die sogenannte passive Diffusion. Und die funktioniert so: Im Darm ist viel Arzneistoff, auf der anderen Schleimhautseite im Blut ist wenig davon. Passive Diffusion bedeutet, dass sich Stoffe vom Ort mit der höheren Konzentration hin zum Ort mit der niedrigeren Konzentration bewegen. Ganz von selbst. Ausgleichende Gerechtigkeit sozusagen. Dieses physikalische Prinzip findet man recht häufig. Glücklicherweise verhalten sich beispielsweise Sauerstoffmoleküle in der Luft genauso. Nicht auszudenken, wenn die sich alle in einer einzigen Zimmerecke versammeln würden.

Der Arzneistoff diffundiert also ins Blut. Und weil er ständig durch den Blutfluss vom Resorptionsort abtransportiert wird, bleibt dieses Konzentrationsgefälle eine ganze Zeit lang erhalten, sodass mit der Zeit immer mehr Arzneistoffmoleküle in das Blut gelangen können.

Normalerweise halten sich Nahrungsbestandteile oder Arzneimittel zwischen einer und drei Stunden im Dünndarm auf. Verkürzt sich dieser Transit – zum Beispiel durch Durchfall oder Abführmittel –, kann die resorbierte Menge des Arzneistoffes erheblich sinken.

Manche Erkrankungen beeinflussen die Magen- und Darmbewegungen ebenfalls, wodurch es manchmal zu einem Wechsel von verlangsamter und beschleunigter Darmtätigkeit kommen kann. Also Verstopfung und Durchfall abwechselnd. Auch da kann die Resorptionsquote kritisch werden.

Du kommst hier nicht rein!
Der Türsteher an der Leber

Ist der Arzneistoff erst einmal im Blut angekommen, wird er über ein System aus feinen Venen weitertransportiert. Diese sind über die gesamte Länge des Darmes verteilt und münden in eine große Vene, die Pfortader heißt und auf direktem Weg zur Leber führt. Die Pforte zum Körperinneren könnte man also sagen. Diesen Weg gehen übrigens nicht nur Arzneistoff-Moleküle. Auch alle Nahrungsbestandteile müssen durch diese Pforte. Ach, hätte der Türsteher dort doch Ahnung von Kalorien.

Warum schafft unser Körper aus dem Darm zuerst alles in die Leber? Die Leber ist unser hauseigenes Chemielabor und unsere Kläranlage. Alle hier eintreffenden Substanzen werden analysiert und bei Bedarf, so gut es geht, unschädlich gemacht. Noch ist es nicht gelungen, Arzneistoffen ein Etikett »Bitte durchlassen, ich hab hier was zu erledigen!« aufzukleben. Deshalb werden sehr viele Arzneisubstanzen während dieser ersten Leberpassage einer chemischen Umwandlung unterzogen, weil die Leber sie als körperfremd – oder zumindest als bearbeitungsbedürftig – einstuft.

Diese Umwandlung heißt »First-Pass-Effekt«, weil sie während der ersten Leberpassage stattfindet. Die Leber baut dabei einen mehr oder weniger großen Teil des Arzneistoffs um und befördert ihn nach draußen. Wie viel das jeweils ist, hängt von den chemischen Eigenschaften des jeweiligen Arzneistoffs ab. Unsere geschluckten Arzneistoffteilchen haben hier also noch eine weitere Hürde zu überwinden, und auch hier kommen – Sie ahnen es – nicht alle weiter. Der Arzneistoff muss erst den Türsteher in der Leber überzeugen können.

Manchmal läuft es auch andersrum: Es gibt unwirksame Vorstufen eines Arzneistoffs, die erst durch die Umwandlung

in der Leber zur eigentlichen Wirkform gelangen. Solche
Arzneistoffe nennt man Prodrugs. Und die müssen zuerst
durch die Leber, um dort aktiviert zu werden.

Nachdem die Leber ihre Arbeit getan hat, werden die Arzneistoffteilchen ohne weitere Behelligung durch körpereigene
Zollbeamte über die Hohlvenen in die rechte Herzhälfte ge-
schippert. Von dort geht es weiter in die Lunge und schließlich in die linke Herzhälfte. Und die pumpt unseren Wirkstoff dann – endlich – zu den Wirkorten: den geheimnisum-
witterten Rezeptoren. Dazu gleich mehr.

Bioverfügbarkeit: Jedes Prozent zählt

Unser Arzneistoff hat einen bemerkenswerten Schwund er-
litten, finden Sie nicht?

Für den Anteil dessen, was den Wirkort tatsächlich erreicht
und somit wirken kann, gibt es einen Begriff, den Sie vielleicht schon mal gehört haben: Bioverfügbarkeit.

Kommt die gesamte ursprünglich in der Arzneiform enthaltene Wirkstoffmenge an, hat das betreffende Arzneimittel
eine Bioverfügbarkeit von 100 Prozent. Bei Tabletten klappt
das meist nicht, via Spritze direkt in die Vene aber auf jeden
Fall. Die Schwierigkeiten bei der Resorption und der First-
Pass-Effekt fallen auf dieser Umleitungstrecke nämlich weg.

Für diejenigen, die sich solche Zusammenhänge besser
durch mathematische Formeln vorstellen können:

Bioverfügbarkeit in Prozent =
Anteil der Wirkstoffmenge, die im Blut ankommt / Applizierte Dosis

Mit der obigen Formel berechnen wir die *absolute* Bioverfügbarkeit.

Aber auch die relative Bioverfügbarkeit ist von großem Interesse, denn sie vergleicht die Bioverfügbarkeit eines Wirkstoffs in unterschiedlichen Darreichungsformen.

Beispiel: Das Schmerzmittel Paracetamol hat als »Spritze« eine Bioverfügbarkeit von 100 Prozent. Der gesamte in der Arzneiform enthaltene Arzneistoff kann eine Wirkung hervorrufen. Schlucken wir Paracetamol als Tablette, kommen wir auf immerhin noch etwa 90 Prozent Bioverfügbarkeit. Wenden wir es als Zäpfchen an, können es auch nur knapp 70 Prozent sein.

Die relative Bioverfügbarkeit kann sich aber auch bei Präparaten unterscheiden, die zwar den gleichen Wirkstoff in exakt der gleichen Menge beinhalten und auch in der gleichen Darreichungsform vorliegen. Werden sie aber von verschiedenen Herstellern produziert, haben sie oft unterschiedliche Hilfsstoffe. Hilfsstoffe brauchen wir, um aus einem Wirkstoff eine einnahmefähige Arzneiform herzustellen. Hilfsstoffe haben zwar keine pharmakologische Wirkung wie der Arzneistoff. Sie können aber beeinflussen, wie schnell und vollständig sich der Arzneistoff löst, und dadurch durchaus einen Effekt auf die Wirkung haben. Deswegen können gleiche Präparate, die aber von unterschiedlichen Herstellern produziert werden, eine unterschiedliche Bioverfügbarkeit zeigen. Es werden dann beispielsweise »Paracetamol Tabletten 500 mg« von der Firma A mit denen von Firma B verglichen. Ist die Stärke der Wirkung vergleichbar, ist auch die relative Bioverfügbarkeit gegeben. Man spricht dann auch von Bioäquivalenz.

Viele Wege führen zum Ziel

Arzneimittel müssen nicht immer geschluckt werden. Sie können genauso über die Mundschleimhaut, das Rektum, die Haut oder gleich auf direktem Weg über eine Vene in die Blutbahn gelangen. Manche Arzneimittel werden nasal (Nasensprays) oder inhalativ über die Lunge (Asthmasprays) verabreicht. Exotischer funktioniert es auch über den Knochen. Diese Methode nennt man intraossär, und sie wird eigentlich nur in der Notfallmedizin angewandt.

Der Mund-Rachen-Raum als Applikations- und Resorptionsort

Manche Arzneistoffe können von der Mundschleimhaut gut resorbiert werden. Die Aufnahmefähigkeit der Mundhöhle für Arzneistoffe ist zwar niedriger als die der Darmschleimhaut, aber (je nach Arzneistoff) immerhin 10- bis 4000-mal höher als die der Haut. Die Resorption über die Mundschleimhaut funktioniert umso besser, je mehr Speichel als Lösungsmittel vorhanden ist.

Beispiele für solche Darreichungsformen sind Kaugummis gegen Reiseübelkeit oder Nikotinkaugummis zur Raucherentwöhnung. Damit wir tatsächlich eine Wirkung bekommen, muss die Kontaktzeit mit der Mundschleimhaut ausreichend lange sein. Solche medizinischen Kaugummis also immer gut und lange kauen!

Andere Darreichungsformen für eine Aufnahme über die Mundschleimhaut: Sublingualtabletten lässt man langsam unter der Zunge zergehen. Zerbeiß-Kapseln werden zerbissen, die in den Kapseln enthaltene Flüssigkeit wird aber nicht sofort geschluckt!

Egal ob Kaugummi, Sublingualtablette oder Zerbeiß-Kapsel: Direkt vor und nach der Anwendung sollten Sie nichts essen und trinken. Durch manche Nahrungsbestandteile oder etwa saure Getränke ändert sich kurzzeitig der pH-Wert im Mund, was dem Arzneistoff nicht immer gut bekommt. Außerdem wird durch den Verdauungsvorgang im Mund die Schleimhaut »belagert« und die Arzneistoffteilchen kommen nicht mehr so gut durch die Schleimhaut durch.

Dieser Weg eignet sich aber gut für Arzneistoffe, die einem ausgeprägten First-Pass-Effekt unterliegen, weil sie sofort in den Blutkreislauf gelangen und nicht erst über die Pfortader durch die Leber müssen.

Das andere Ende: Rektale Anwendung

Arzneimittel, die über den Enddarm verabreicht werden, umgehen den First-Pass-Effekt ebenfalls zum Teil, weil nicht der gesamte Enddarm an das Liniennetz der Pfortader angeschlossen ist und deswegen nur ein Teil des Wirkstoffs zur Leber gelangt. Dafür ist jedoch die Fläche, die für die Resorption zur Verfügung steht, nicht besonders groß.

Zäpfchen gehören nicht unbedingt zu den Lieblingsdarreichungsformen der meisten Patienten. Aber manchmal ist es wirklich der sinnvollere Weg. Wenn Ihnen übel ist und Sie erbrechen müssen, eignen sich Zäpfchen sehr viel besser als Tabletten. Und Schmerzzäpfchen wirken schneller als Schmerztabletten, weil der Weg einfach kürzer ist.

Einführungskurs Zäpfchen

Das Unangenehme an Zäpfchen ist ja oft das Gefühl, das unmittelbar nach dem Einführen folgt: der Drang, sofort auf die Toilette zu müssen.

Mit folgendem Trick können Sie sich helfen: Führen Sie das Zäpfchen mit der stumpfen Seite ein! Die Zäpfchenspitze setzt dem Schließmuskel nämlich wesentlich weniger Widerstand entgegen als das stumpfe Ende. Der Anus kann sich so

viel leichter schließen. Anschließend kurz die Pobacken zu-
sammenkneifen, dann bleibt auch alles drin.

Über die Haut geht es auch:
Die dermale Verabreichung

Bestimmte Arzneistoffe können auch über die Haut ge-
schickt werden. Das geht etwa bei Hormonen ganz gut über
ein wirkstoffhaltiges Gel. Oder über spezielle Pflastersysteme.

Beiden gemeinsam ist, dass wir auch hier den Türsteher an
der Leber, den First-Pass-Effekt, übergehen können. Trotzdem ist die Bioverfügbarkeit nicht 100 Prozent, wie bei einer
Injektion in die Vene, weil die Haut logischerweise eine Barriere für Substanzen aller Art darstellt. Schließlich ist eine
ihrer Hauptaufgaben, uns vor dem Eindringen schädlicher
Einflüsse zu schützen! Diese Schutzeigenschaft ist an Stellen
mit dickerer Hornschicht besonders ausgeprägt. Einen Wirkstoff auf die Fußsohlen aufzutragen ist daher weniger angebracht. Ausgesprochen gut geeignet, aber in der Praxis eher
unüblich und außerdem nicht bei allen Menschen vorhanden:
der Hodensack. Die Haut hinter dem Ohr tut es aber auch.
Verglichen mit dem Unterarm kann die Aufnahme dort um
bis das 40-Fache gesteigert sein.

Nur sehr wenige Wirkstoffe schaffen es durch die Haut-
barriere. Momentan stehen weltweit etwa 20 Wirkstoffe zur
Verfügung. 30 weitere Substanzen hätten das Potenzial.

Die meisten Cremes und Salben sind daher für die lokale
Anwendung konzipiert, und Sie müssen sich keine Sorgen
machen, dass allzu viel des Wirkstoffs im Blut ankommt und
in der Folge Nebenwirkungen erzeugt.

Warum will man eigentlich ein Arzneimittel über ein Pflaster verabreichen?

Die ursprüngliche Idee war das Erreichen eines konstanten Blutspiegels, ähnlich wie bei einer langsam vor sich hin tröpfelnden Dauerinfusion. Das ist bei manchen Medikamenten, wie beispielsweise Hormonen gegen Wechseljahresbeschwerden oder Arzneimitteln zur Therapie starker chronischer Schmerzen, eine feine Sache. Oder für Raucher, die der Zigarette entsagen wollen. Alle paar Tage ein Pflaster kleben ist für Patienten wesentlich angenehmer, als mehrmals am Tag eine Tablette zu schlucken.

Solche Pflaster, die wir in der Fachsprache Transdermale Therapeutische Systeme (TTS) nennen, können also bestimmte Wirkstoffe über einen längeren Zeitraum äußerst gleichmäßig freisetzen. Sie erleichtern damit nicht nur dem Patienten das Leben. Auf diesem Applikationsweg wird auch der First-Pass-Effekt umgangen.

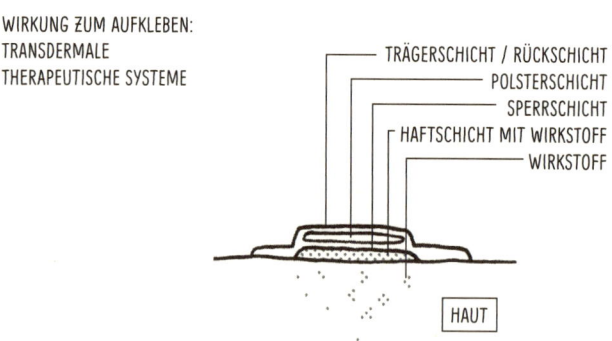

WIRKUNG ZUM AUFKLEBEN:
TRANSDERMALE
THERAPEUTISCHE SYSTEME

TRÄGERSCHICHT / RÜCKSCHICHT
POLSTERSCHICHT
SPERRSCHICHT
HAFTSCHICHT MIT WIRKSTOFF
WIRKSTOFF

HAUT

So etwa sieht ein Matrixpflaster aus. Die Haftschicht, die nicht nur klebt, sondern auch den Arzneistoff enthält, wird nach oben hin von einer Sperrschicht geschützt, damit vom Arzneistoff nichts nach draußen kommen kann.

Die Wirkstoffmoleküle wandern langsam und nacheinander durch die oberste Hautschicht.

Also gibt es nur Vorteile bei der Anwendung von Wirkstoffpflastern?

Sie werden es sich denken können: nein.

Der größte Nachteil ist zweifellos die Tatsache, dass nur wenige Wirkstoffe für eine Anwendung per Pflaster geeignet sind.

Die Anforderungen an einen Arzneistoff, der über die Haut aufgenommen werden soll, sind hart:

- Er muss »klein« sein. Die Moleküle müssen sich in der Haut durch enge »Türen« quetschen.
- Er muss fettlöslich sein. Aber wasserlöslich auch.
- Er muss potent sein! Acetylsalicylsäure (Aspirin®) beispielsweise bräuchte für eine angemessene Wirkung eine Hautfläche von gut 17 Quadratmetern. So viel dürfte den wenigsten von uns zur Verfügung stehen.

Und so einfach die Anwendung uns auf den ersten Blick auch erscheinen mag, sie hat durchaus ihre Tücken.

How to: Transdermale Therapeutische Systeme richtig anwenden

- Wählen Sie eine passende Stelle: Bauch, Rücken, Oberarm oder Oberschenkel sind gut geeignet. Hormonhaltige Pflaster sollten nicht auf die Brust geklebt werden. Außerdem sollte die betreffende Stelle trocken, nicht zu behaart, intakt und auch nicht tätowiert sein.
- Schneiden Sie längere Haare ab! Aber nicht rasieren, das würde kleine Verletzungen auf der Haut hinterlassen. Eine Schere reicht aus.

- Die Hautstelle muss vor dem Aufkleben des Pflasters gerei-
nigt werden. Das macht man am besten ohne Seife, nur mit
Wasser. Die Haut danach nicht eincremen.
- Das Pflaster aus der Umverpackung entnehmen und auf
keinen Fall auseinanderschneiden. Das kann zu viel zu hohen Dosierungen führen, weil zu viel Arzneistoff auf einmal
freigegeben wird!
- Die Klebeflächen möglichst nicht mit den Fingern berühren, sonst klebt es anschließend nicht mehr so gut.
- Aufkleben. Damit das Pflaster gut haftet, sollten Sie es etwa
30 Sekunden lang mit der Hand andrücken.

Sie können mit dem Pflaster duschen, baden, schwimmen, solange die Wassertemperatur 37 °C nicht übersteigt. Auch Son-
nenbaden und sonstige Wärmequellen sollten Sie vermeiden,
weil durch die gesteigerte Hautdurchblutung sonst zu viel
Wirkstoff ins Blut gelangen könnte und verstärkte Nebenwirkungen sowie Überdosierungen drohen. Hohes Fieber
kann hier ebenfalls zum Problem werden.

Ein Kalender, in dem Sie die Tage, an denen Sie das Pflaster wechseln müssen, eintragen, ist hilfreich. Auch wenn Sie
glauben, diese Information sei überflüssig: Bevor das neue
Pflaster geklebt wird, muss das alte ab! Sonst gibt es Überdosierungen.

Und bitte wechseln Sie die Stelle für das Pflaster regelmäßig.

Das gebrauchte Pflaster kleben Sie am besten mit den Klebeflächen aneinander und entsorgen es mit dem Hausmüll.

Intravenös macht Patienten nervös

Arzneimittel, die sich quasi wie im Flug in eine Vene befördern lassen, reisen wesentlich schneller und kommen vor
allen Dingen vollzählig an! Sie müssen nicht per Bahn erst

über die Darmschleimhaut zur Leber, und sie werden auch nicht von der Leber aufgehalten. Der Ausgangspunkt ihrer Reise ist bereits das Venensystem, von dem aus sie über rechte Herzseite – Lunge – linke Herzseite bequem per Luxusliner reisen. Die auf diese Weise verabreichten Arzneistoffe werden weder im Magen zerstört, noch gibt es ein Problem, weil sie nicht vollständig durch die Darmschleimhaut schlüpfen. Die Leber schwächt sie nicht ab, weil es für sie dort vorerst noch keinen Antrittsbesuch gibt. Vorteil: Die Bioverfügbarkeit ist ganze 100 Prozent! Nachteil: für den Hausgebrauch nicht gut geeignet.

Ziel erreicht:
Was macht die Wirkung aus?

Wie wirken Arzneistoffe am Zielort?
Das Rezeptor-Liganden-Modell

Hurra! Wir haben es geschafft! Wir sind drin.

Aber wie geht es jetzt weiter? Wie wirken die Arzneimittel nun genau? Um das verstehen zu können, benutzen wir jetzt mal unsere Gehirn-Lupe. Ungefähr so, als würden wir über Google Earth – ausgehend von der Erdkugelansicht – in einer ganz bestimmten Straße nach einem ganz bestimmten Haus mit einer ganz bestimmten Haustür suchen. Und an genau dieser Haustür wollen wir klingeln und schauen, was passiert.

Paul Ehrlich – Nobelpreisträger der Medizin – hat nicht nur ein Heilmittel gegen Diphtherie entwickelt. Von ihm stammt auch ein sehr kluger (lateinischer) Satz, den man etwa so übersetzen kann: »Substanzen wirken nicht, es sei denn, sie werden gebunden.« Heute würde man eher sagen: »If it fits, it sits.« Für eine Zeit, in der man keinerlei analytische Möglichkeiten hatte, eine solche Aussage nachzuweisen, war das ein mutiger Ansatz, der sich in der weiteren Forschung aber als richtig herausgestellt hat.

Arzneistoffe müssen sich also an etwas binden, um einen Effekt in unserem Organismus auslösen zu können. Diese Bindungsstellen nennt man Rezeptoren – und jetzt sind wir bei unserer Haustür angekommen! Wenn wir uns unseren Körper nämlich als einen Planeten vorstellen, auf dem unzählige Häuser stehen (im übertragenen Sinne die Zellen unseres

Körpers), dann entsprächen die Schlösser der Haustüren ge-
wissenmaßen den Rezeptoren. Ja, genau! Schlüssel-Schloss-
Prinzip! Davon haben Sie bestimmt schon mal gehört. Der
Arzneistoff braucht also einen Schlüssel (in der Fachsprache
nennt man ihn Ligand), mit dem er die Haustür aufschließen
kann. Und wie im echten Leben auch passt der Schlüssel nicht
in jedes Schloss.

Zweierlei Voraussetzungen müssen gegeben sein: Der
Rezeptor muss aus der großen Menge der Schlüssel, die so
in unserem Blut herumschwimmen, den zu ihm passenden
erkennen können. Das ist die Ligand-Erkennungsfunktion.
Andererseits muss der Schlüssel auch tatsächlich den Sperr-
mechanismus betätigen können, ein Effekt muss ausgelöst
werden. Wenn Rezeptor und Ligand (Schloss und Schlüssel)
auf diese Weise kooperieren können, nennt man das Rezep-
tor-Effektor-Funktion.

WIRKSUBSTANZ

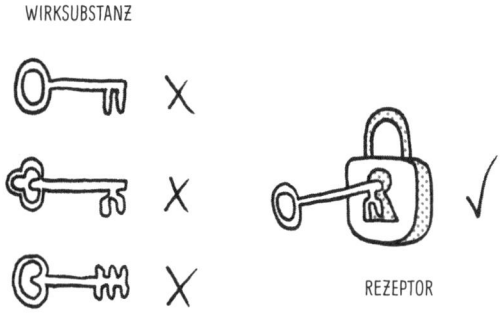

SCHLÜSSEL UND SCHLOSS: WIRKSTOFF UND REZEPTOR MÜSSEN ZUSAMMENARBEITEN

Schlüssel gibt es viele. Gerade, gezackte, für Altbautüren, für
Sicherheitsschlösser und für das Auto mit Funk. Genauso
verhält es sich mit den Liganden. Es gibt körpereigene und
solche, die von außen in den Organismus kommen. Körper-

eigene Liganden heißen auch »endogene Liganden«. Dazu gehören beispielsweise Hormone oder Neurotransmitter. Und dann sind da noch die exogenen Liganden, von denen uns jetzt besonders die Arzneimittel interessieren.

Der Schlüssel zur Wirkung ist also der Schlüssel! Und wir schauen noch etwas genauer hin: Es reicht nämlich nicht aus, dass der Schlüssel nach einigem Ruckeln und Drehen in das Schloss passt: Affinität und intrinsische Aktivität müssen stimmen. Nicht weglaufen! Ich erkläre Ihnen ja gleich, was diese Begriffe bedeuten.

Affinität: Wenn Sie beschlossen haben, morgens gleich nach dem Aufstehen laufen zu gehen, hängt es stark von Ihrer Affinität ab, ob Sie die neben dem Bett bereitgestellten Laufschuhe auch wirklich anziehen und loslaufen. Oder ob Sie doch lieber erst ausgiebig frühstücken, Zeitung lesen und … es dann sowieso wieder zu spät geworden ist. Ist Ihre Affinität hoch, laufen Sie tatsächlich los!

Ihre Affinität sagt aber nichts darüber aus, wie lange Sie gelaufen sind, ob Sie auch tüchtig ins Schwitzen gekommen sind und wie viele Kalorien Sie verbrannt haben. Ihre tatsächlich gelaufene Leistung steht für Ihre intrinsische Aktivität.

Pharmakologisch gesehen ist das so: Ein Arzneistoff muss zuallererst eine Affinität zum Rezeptor haben. Das ist die Grundvoraussetzung. Wenn sich der Arzneistoff dann an den Rezeptor gebunden hat, kommt die intrinsische Aktivität ins Spiel.

Stellen wir uns mal vor, Sie wären kein besonders guter Beifahrer, weil Ihnen in jeder Kurve übel wird. Ihr Körper verkraftet die ständigen Richtungswechsel nicht gut und Ihnen ist hundeelend. Diese Übelkeit wird von einem körpereigenen Botenstoff – Histamin – ausgelöst. Durch die Schaukelei wird vermehrt Histamin gebildet, das sich nun über das Blut auf den Weg zu seinen Rezeptoren macht. Dort dockt es an. Steckt der Schlüssel (Histamin) im Schloss (Rezeptor), löst das ein Signal im Brechzentrum aus: Bitte dringend mal rechts ranfahren!

Löst die Bindung eines Arzneistoffs an einen Rezeptor ein solches Signal aus, nennt man den Arzneistoff »Agonist«. Ein Agonist ahmt also die Wirkung eines körpereigenen Stoffes nach. Seine intrinsische Aktivität ist in diesem Fall hoch.

Zum Glück gibt es für Menschen, die unter Reiseübelkeit leiden, hilfreiche Medikamente. Dimenhydrinat oder Diphenhydramin zum Beispiel. Diese beiden Arzneistoffe haben ebenfalls eine hohe Affinität zum Histaminrezeptor und docken dort an. Dann passiert allerdings nicht mehr viel, denn diese Arzneistoffe können keine Signalweiterleitung an das Brechzentrum anstoßen, und somit gibt es auch keinen Brechreiz. Es ist keine intrinsische Aktivität vorhanden, der Rezeptor ist blockiert.

Derartige Substanzen, die eine Signalweiterleitung blockieren, nennt man Antagonisten oder »Gegenspieler«.

Ein Arzneistoff kann also entweder vorgeben, ein körpereigener Bote zu sein, und ein entsprechendes Signal auslösen. Oder er blockiert eben jene Signalwirkung.

Keine Wirkung ohne Nebenwirkung?

Leiden Sie auch manchmal unter Ihrem Steinzeitstoffwechsel?

Sind wir einer Stresssituation ausgesetzt, egal ob körperlich oder psychisch, versorgt uns unsere Nebenniere mit einer Extraportion Adrenalin. Denn Adrenalin hilft uns, schnell an unsere Energiereserven zu kommen. Wir haben damit genügend Kraft, um unseren Gegner im Kampf zu besiegen oder schnell genug vor dem Säbelzahntiger wegzurennen. Blutdruck und Puls schnellen in die Höhe. Die Bronchien werden weit, damit wir auch noch das letzte Sauerstoffmolekül aufnehmen können. Der Blutzuckerspiegel steigt, damit unsere Muskeln alles aus sich rausholen können. Und weil wir jetzt echt keine Zeit für einen gemütlichen Toilettengang haben, wird noch die Verdauung runtergefahren.

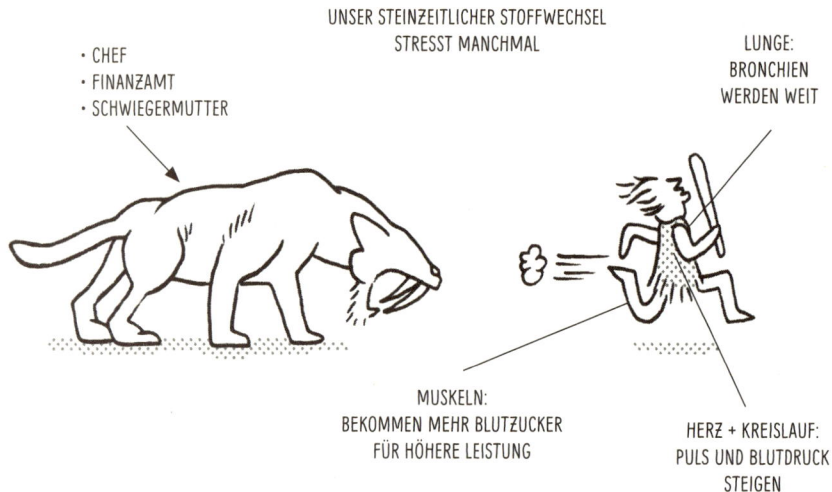

UNSER STEINZEITLICHER STOFFWECHSEL
STRESST MANCHMAL

· CHEF
· FINANZAMT
· SCHWIEGERMUTTER

LUNGE:
BRONCHIEN
WERDEN WEIT

MUSKELN:
BEKOMMEN MEHR BLUTZUCKER
FÜR HÖHERE LEISTUNG

HERZ + KREISLAUF:
PULS UND BLUTDRUCK
STEIGEN

Sie kämpfen nicht mit Säbelzahntigern? Für Ihren Organismus ist das unerheblich. In jeglicher Stresssituation laufen genau diese Vorgänge in Ihrem Körper ab. Das Problem dabei: Weder ein hoher Blutzucker noch erhöhter Blutdruck und Puls bringen Sie wirklich weiter, wenn der Chef oder der Partner oder die Schwiegermutter oder wer auch immer an Ihren Nerven zerrt. Wegrennen oder gegen das Schienbein treten? Gilt heutzutage als sozial inkompetent.

Darauf hat sich unser Organismus im Laufe der Jahre aber immer noch nicht eingestellt und wappnet sich deswegen auch heute noch in jeder Belastungssituation für Flucht und Kampf. Hält der Stress an, werden Adrenalin- und Noradrenalinspiegel ständig hochgehalten. Das macht auf Dauer nicht nur unheimlich müde und erschöpft, es schadet auch dem Herz-Kreislauf-System und fördert zudem Angsterkrankungen.

Deswegen hilft Sport auch so gut gegen Stress, weil man seinem persönlichen Säbelzahntiger sozusagen davonläuft und damit den Adrenalinspiegel wieder senkt.

Was hat diese Geschichte mit Nebenwirkungen zu tun?

Sie haben bestimmt schon von Beta-Rezeptoren-Blockern oder kurz »Betablockern« gehört. Betablocker heben die Wirkung der Stresshormone Adrenalin und Noradrenalin zum Teil auf, indem sie die Beta-Rezeptoren in unserem Organismus blockieren. Adrenalin ist der Agonist am Beta-Rezeptor, weil es nach dem Andocken an den Rezeptor eine Wirkung hervorruft. Beta-Rezeptoren-Blocker sind Antagonisten, weil sie zwar an den Rezeptor andocken, die normalerweise folgende Wirkung aber unterdrücken.

Beta-Rezeptoren sind Teil unseres vegetativen Nervensystems, und wir kennen verschiedene Untertypen. Da sind zum einen die Beta-1-Rezeptoren, die hauptsächlich am Herzen sitzen, wo sie die Pulsfrequenz beeinflussen. Dockt Adrenalin dort an, schlägt das Herz schneller. Schicken wir einen Betablocker ins Rennen, besetzt jedoch dieser die Rezeptoren. Das Adrenalin findet nicht mehr so viele freie Stellen, und das Herz schlägt langsamer.

Ähnlich spielt sich das an der Niere ab. Dort gibt es nämlich ebenfalls Beta-1-Rezeptoren. Dockt das Adrenalin dort an, wird das Hormon Renin ausgeschüttet. Renin verengt die Blutgefäße und lässt den Blutdruck somit steigen. Besetzt ein Betablocker die Beta-1-Rezeptoren an der Niere, ist dort nicht mehr so viel Platz für das Adrenalin übrig, und der Blutdruck sinkt.

Ob mit oder ohne Stress: Man kann Betablocker gut bei Tachykardie – das ist der zu hohe Puls – oder Bluthochdruck einsetzen. Übrigens auch bei bestimmten Angsterkrankungen.

Jetzt haben wir aber ja gelernt, dass für eine erfolgreiche Flucht mehr Sauerstoff vonnöten ist. Wie praktisch, dass es an der Lunge ebenfalls Beta-Rezeptoren gibt! Diese sind ein wenig anders gebaut und heißen deswegen »Beta-2-Rezeptoren«. Wenn das körpereigene Adrenalin dort andockt, bekommen die Bronchien das Signal, schön weit zu werden, damit möglichst viel Luft in die Lunge gelangt. Und wenn sich ein Betablocker draufsetzt? Genau, dann kann es sein, dass die Bronchien enger werden. Darum sollten Menschen mit Asthma oder anderen Erkrankungen, die die Luftwege sowieso schon verengen (chronische obstruktive Lungenerkrankung, COPD), keine Betablocker einnehmen. Sonst könnte ihnen schon mal die Luft wegbleiben. Allerdings gibt es Betablocker, die etwas gezielter an Herz und Niere wirken (»Beta-1-selektive«) und bei denen dann weniger (nicht keine!) Nebenwirkungen an der Lunge auftreten. Und es gibt welche, bei denen man das nicht so genau steuern kann (»unselektive«).

Auf diese Weise können somit Nebenwirkungen zustande kommen.

Zur Verdeutlichung bemühe ich noch mal Schlüssel und Schloss. Beta-Rezeptoren gibt es an unterschiedlichen Stellen und mehreren Subtypen im Organismus. Man könnte sie als Einzelschlösser innerhalb einer Schließanlage betrachten. Arzneimittel sind in den meisten Fällen aber Generalschlüssel, die theoretisch an allen Schlössern schließen können, weil es (noch) selten gelingt, den Schlüssel passend für lediglich ein Schloss zu produzieren. Sie schließen demzufolge an Schlössern, die eigentlich nicht gebraucht werden und wo die Türen manchmal besser geschlossen blieben. Der Pharmakologe Gustav Kuschinsky hat es ganz gut auf den Punkt gebracht: »Wenn behauptet wird, dass eine Substanz keine Nebenwirkung zeigt, so besteht der dringende Verdacht, dass sie auch keine Hauptwirkung hat.«

Wie wirken Schmerzmittel?

Kaum macht man die Glotze an, verspricht einem eine Salbentube, man könne ab sofort wieder problemlos mit seinen Enkeln Klettergerüste ersteigen. Schmerz lass nach: Jedes Jahr werden über 150 Millionen Packungen Schmerzmittel in deutschen Apotheken verkauft, etwa 35 Millionen davon auf Rezept.

Schmerzmittel sind ohne Zweifel eine tolle Erfindung, aber harmlos sind sie eben auch nicht. Ein verantwortungsvoller Umgang ist wichtig, aber Verantwortung funktioniert nicht ohne Wissen.

Schmerz ist ein Alarmsignal und keine eigenständige Erkrankung. Schmerzen pochen, ziehen, reißen, stechen und drücken. Wenn in oder an unserem Körper eine Verletzung geschehen ist, eine Entzündung entflammt, muss uns das betroffene Organ mitteilen, dass wir etwas unternehmen sollten. Und das passiert manchmal recht lautstark mit dem Schmerzreiz, der uns zuruft: »Nimm die Hand von der Herdplatte!« oder »Da schaut ein Stück Knochen aus deinem Oberschenkel!«.

Bei Schmerzen bildet unser Körper den Botenstoff Prostaglandin. Dieser Prozess wird durch das Enzym Cyclooxygenase (kurz: COX) angestoßen, das bei einer Verletzung im Gewebe aktiviert wird und anschließend die Prostaglandin-Teilchen herstellt. Jetzt sind wir wieder beim Rezeptor-

Liganden-Modell! Der Schmerzübermittler Prostaglandin sucht sich nämlich schnellstmöglich sein Schloss und bindet an Schmerzrezeptoren. Das dadurch ausgelöste Signal saust über die Nervenbahn und das Rückenmark direkt in Richtung Gehirn.

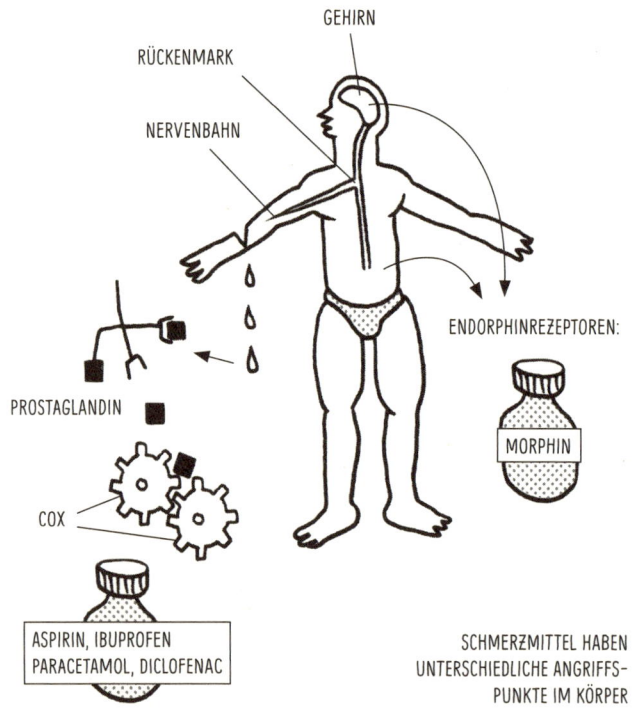

SCHMERZMITTEL HABEN
UNTERSCHIEDLICHE ANGRIFFS-
PUNKTE IM KÖRPER

Schmerzmittel haben prinzipiell zwei Angriffspunkte, an denen sie den Schmerz ausschalten können: entweder verhindern sie die Produktion der Prostaglandine und lassen damit den Boten gar nicht erst aufs Pferd. Der Schmerzreiz wird nicht Richtung Gehirn gesendet. Oder sie gehen direkt an das körpereigene Schmerzhemm-System und besetzen sogenannte Opioid-Rezeptoren in Gehirn und Rückenmark. Der

Schmerzreiz käme hier zwar im Gehirn an, kann aber nichts auslösen. Der Bote ist zwar losgeritten, kann die Nachricht aber nicht zustellen. Demzufolge unterscheidet man nicht-opioide und opioide Schmerzmittel.

Zu den nicht-opioiden Schmerzmitteln gehören beispielsweise die Substanzen Acetylsalicylsäure, Ibuprofen und Diclofenac. Eines davon haben Sie sicher schon mal eingenommen.

Diese Arzneistoffe blockieren das Enzym COX. Ist COX nicht mehr handlungsfähig, kann es keine Prostaglandine mehr produzieren. Die sind aber die Botenstoffe für die Schmerzweiterleitung über das Nervensystem. Keine Boten, keine Nachricht, kein Schmerzreiz im Gehirn.

Und ganz genau diese Wirkungsweise verursacht auch die gefürchteten Magenschleimhaut-Probleme! Wissen Sie noch? Die meisten Arzneistoffe sind Generalschlüssel für unterschiedliche Einzelschlösser in unserem Organismus. Ibuprofen, Acetylsalicylsäure und Co unterdrücken nicht nur die Prostaglandin-Herstellung im verletzten Gewebe, sondern im gesamten Körper. Bestimmte Prostaglandine haben außer der Schmerzweiterleitung aber noch weitere Aufgaben: Sie tragen Sorge dafür, dass der Magen von seiner eigenen Säure nicht verdaut wird, und stimulieren dort die Bildung der schützenden Schleimschicht. Funktioniert das durch die andauernde Einnahme von Schmerzmitteln nicht mehr so gut, kommt es zu Schädigungen an der Magenschleimhaut. Im schlimmsten Fall sogar zu lebensbedrohlichen Blutungen. Keine Wirkung ohne Nebenwirkung …

Bringt Opium Opi um?

Man könnte es salopp formulieren: Ein glückliches Gehirn hat keine Schmerzen. Das wäre aber nur die halbe Wahrheit über die Wirkung von Opioiden. Opioide heißen so, weil sie chemisch gesehen dem Opium ähneln. Sie gehören zu den stark wirksamen Schmerzmitteln und werden nur dann eingesetzt, wenn andere Maßnahmen und Medikamente nicht (mehr) ausreichend wirken. Opium ist eine Droge mit berauschender und betäubender Wirkung. Warum stellt unser Körper dafür passende Rezeptoren bereit? Weil er sich bei Bedarf seine eigenen Drogen kocht: Endorphine. Die sind ebenfalls ähnlich gebaut wie das Opium und werden im Volksmund ja auch gerne mal als Glückshormone bezeichnet. Obwohl sie streng genommen nicht bei entspannter Zufriedenheit, sondern eher in stressigen Situationen ausgeschüttet werden. Beim Bungee-Jumping beispielsweise.

Endorphine wirken schmerzstillend und angstlösend. Aber warum versucht unser Körper, den Schmerzreiz zu unterdrücken, wo dieser doch ein vielleicht sogar lebensrettendes Alarmsignal für uns ist? Da kommt wieder einmal unser Steinzeit-Stoffwechsel durch: War der Säbelzahntiger hinter uns her und wir sind gestolpert und haben uns das Knie aufgeschlagen, war definitiv keine Zeit für Mimimi! Da hieß es »rauf auf den Baum und die nächsten Schritte planen«. Und das klappt ohne Schmerzen und mit weniger Angst besser. Kluger Körper.

Zu den Opioiden gehören zum Beispiel die Arzneistoffe Morphin, Fentanyl oder Tilidin. Solche Medikamente werden nur bei starken Schmerzen verordnet. Opioide docken im Körper an denselben Rezeptoren an wie die körpereigenen Endorphine – nur, dass die Wirkung ungefähr hundertmal stärker ist. Bei unpassender Dosierung können sie deswegen zu Rauschzuständen führen und abhängig machen.

Wie sieht es mit Nebenwirkungen aus? Wo passt der Generalschlüssel noch? Opioid-Rezeptoren gibt es auch im Darm. Warum? Überlegen Sie mal! Säbelzahntiger und Toilettengang? Ungünstig, daher werden auch die Rezeptoren im

Darm blockiert. Patienten, die mit Opioiden behandelt werden, klagen deswegen sehr häufig über quälende Verstopfung. Diese eigentlich unerwünschte Wirkung hat man sich bei einem anderen Medikament zunutze gemacht: Loperamid, ein Arzneimittel gegen Durchfall, ist nämlich ebenfalls ein Opioid. Die Arzneistoffchemiker haben das Molekül allerdings so verändert, dass es praktisch nur an den Schlössern im Darm schließt und weder eine schmerzstillende noch eine berauschende Wirkung zeigt.

Beipackzettel verstehen: Nebenwirkungen

Jede Wirkung hat ihre Begleiter

Wenn ein Arzneimittel verspricht, es hätte keine Nebenwirkungen, können Sie sich ziemlich sicher sein, dass es auch keine (Haupt-)Wirkung zu bieten hat.

Warum haben Arzneimittel Nebenwirkungen? Weil Arzneimittel ein bisschen einfältig sind. Für sie zählt einfach nur der Angriffspunkt Rezeptor, und wenn der passt, wird angedockt. Ohne Rücksicht auf Verluste. Gut oder schlecht? In solchen Kategorien »denken« Arzneistoffe nun mal nicht.

Nebenwirkungen treten in den meisten Fällen dosisabhängig auf. Sie werden also umso wahrscheinlicher, je mehr man vom Arzneimittel einnimmt.

Aber manchmal kann eine unerwünschte Wirkung sogar zu einer höchst willkommenen Nebenwirkung werden! Ein Beispiel, das Sie vielleicht kennen: Acetylsalicylsäure oder ASS. Die von uns hauptsächlich erwünschte Wirkung ist die Schmerzlinderung. Eine unerwünschte Nebenwirkung ist die erhöhte Blutungsneigung, die schlimmstenfalls eine lebensbedrohliche Magenblutung auslösen kann. Acetylsalicylsäure hindert nämlich die Blutplättchen (Thrombozyten) daran, sich aneinanderzukleben. In der medizinischen Fachsprache heißt das dann Thrombozytenaggregationshemmung (Aggregation = Zusammenlagerung) oder kurz TAH.

Und weil die Blutgerinnung ein so wichtiger Prozess ist und praktisch ständig in und an unserem Körper passiert, schauen wir hier mal genauer hin.

Blutgerinnung:
Wie funktioniert das körpereigene Pflaster?

Bei jeder noch so kleinen Verletzung sind die Thrombozyten die Erste-Hilfe-Einheit, die sofort am verletzten Gewebe zur Stelle ist. Thrombozyten werden auch Blutplättchen genannt. Sie sind winzig klein (zwei bis drei Mikrometer), bestehen aus Eiweißen und schwimmen, wenn sie gerade nicht gebraucht werden, im gesamten Blutplasma umher. Sie sind im nicht-aktiven Zustand verschlafene Zeitgenossen, die nirgends anecken wollen und daher ihre Arme und Beine lieber eingeklappt lassen.

Wird ein Blutgefäß verletzt, werden die Thrombozyten durch ein Enzym (das Thrombin) geweckt. Sie strecken ihre Ärmchen aus, um sich mit anderen Thrombozyten verbinden zu können. Gleichzeitig setzen sie eine Art Kleber frei – das Protein Fibrin –, und so entsteht im Nullkommanix ein körpereigenes Pflaster, das sich fest über die Wunde legt und diese abdichtet.

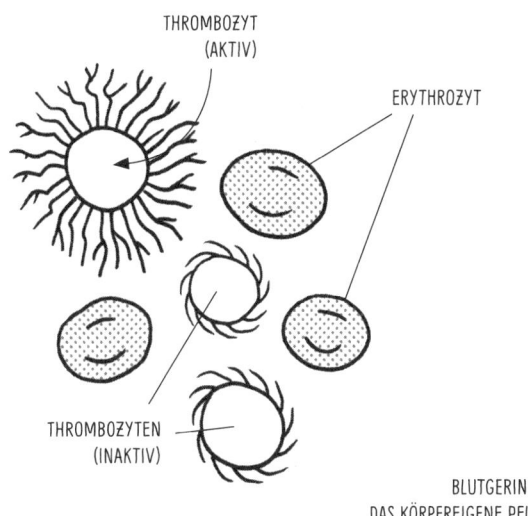

THROMBOZYT
(AKTIV)

ERYTHROZYT

THROMBOZYTEN
(INAKTIV)

BLUTGERINNUNG:
DAS KÖRPEREIGENE PFLASTER

Solche Pflaster bilden sich auch, wenn im Blutgefäßsystem eine Wunde entsteht. Man spricht dann von einem Thrombus oder Blutgerinnsel. In der Regel entsorgt unser Organismus solche Gerinnsel nach dem Abheilen der Wunde ohne Probleme und zersetzt sie. Bei manchen Menschen funktioniert das nicht einwandfrei, und der Thrombus wird im Kreislauf einfach im Ganzen weitergespült. Oder es bilden sich übermäßig viele Blutgerinnsel, was oft bei Menschen mit Atherosklerose (»Gefäßverkalkung«) der Fall ist. Dann kann es sein, dass das Gerinnsel in ein sehr enges Blutgefäß geschwemmt wird, und die Leitung ist dicht. Je nachdem, wo dieser Verschluss stattfindet, ist das Ergebnis eine Thrombose, ein Herzinfarkt, ein Schlaganfall oder eine Lungenembolie.

Acetylsalicylsäure kann verhindern, dass sich die Blutplättchen zusammenrotten. Was bei höheren Dosierungen im schlimmsten Fall zu inneren Blutungen führt. Im besten aber – und dazu reichen ganz kleine Dosierungen aus – einen Schlaganfall oder Herzinfarkt verhindert.

So eng liegen Segen und Fluch manchmal beieinander.

Könnten Nebenwirkungen verhindert werden?

Wissenschaftler in aller Welt forschen an Möglichkeiten, Arzneistoffe gezielt dorthin zu bringen, wo sie ihre Arbeit erledigen sollen. In der Fachsprache heißt das »Drug-Targeting« (Drug = Arzneistoff; Target = Ziel).

Dazu braucht es einen Haufen gescheiter Leute: Ein Sonderforschungsbereich an der Universität Jena vereint Chemiker, Materialwissenschaftler, Pharmazeuten, Biochemiker und Mediziner, die Wirkstoffe so verpacken wollen, dass sie punktgenau an ihr Ziel kommen. Den Anfang sollen Medikamente gegen Entzündungen machen.

Bis das allerdings gelungen ist, werden wir damit leben müssen, dass Antibiotika nicht zwischen »guten« und »bösen« Bakterien unterscheiden können und Zytostatika nicht nur Krebszellen zerstören.

Keine Panik: Nur Häufiges ist häufig, Seltenes ist selten

Mit welcher Häufigkeit treten Nebenwirkungen auf?

- Wenn eine Nebenwirkung **sehr häufig** auftritt, tritt sie bei mehr als 1 von 10 Behandelten auf. Die Nebenwirkung ist also mit einer Häufigkeit von mindestens 10 Prozent zu erwarten.
- Wenn eine Nebenwirkung **häufig** auftritt, tritt sie bei weniger als 1 von 10, aber bei mehr als 1 von 100 Behandelten auf. Die Nebenwirkung ist also mit einer Häufigkeit zwischen gut einem und knapp 10 Prozent zu erwarten.
- Wenn eine Nebenwirkung **gelegentlich** auftritt, tritt sie bei weniger als 1 von 100, aber bei mehr als 1 von 1000 Behandelten auf. Die Nebenwirkung ist also mit einer Häufigkeit zwischen gut 0,1 und knapp einem Prozent zu erwarten.
- Wenn eine Nebenwirkung **selten** auftritt, tritt sie bei weniger als 1 von 1000, aber bei mehr als 1 von 10 000 Behandelten auf. Die Nebenwirkung ist also mit einer Häufigkeit zwischen gut 0,01 und knapp 0,1 Prozent zu erwarten.
- Wenn eine Nebenwirkung **sehr selten** auftritt, tritt sie bei weniger als 1 von 10 000 Behandelten auf. Hier werden auch Einzelfälle einbezogen. Die Nebenwirkung ist also mit einer Häufigkeit von weniger als 0,01 Prozent zu erwarten.

Chrono-Pharmakologie: Woher weiß meine Tablette, wie spät es ist?

Nobelpreis-gekrönt: Die innere Uhr

Wir alle haben Rhythmus im Blut. Weil unsere innere Uhr bestimmt, wann wir müde werden, wann unsere Verdauung am aktivsten ist, ja sogar wann geboren und gestorben wird.

Biorhythmen haben solch einen enormen Einfluss auf unser Leben, dass es 2017 sogar einen Medizin-Nobelpreis für die Erforscher der inneren Uhr gab.

Wie funktioniert unsere innere Uhr? Dazu müssen wir uns die Struktur unseres Gehirns, die den Taktstock schwingt, näher anschauen: den suprachiasmatischen Nucleus, kurz SCN. Der SCN liegt über dem sich kreuzenden Sehnerv und hat eine direkte Leitung zu den Augen, die ihm über die Netzhaut jederzeit den Sonnenstand melden können.

Im Wesentlichen entscheidet eine Substanz darüber, ob wir eher müde und lustlos sind oder ob wir Bäume oder vielleicht doch nur Grashalme ausreißen können: das Melatonin. Melatonin wird in der Zirbeldrüse gebildet, und diese wird vom SCN dirigiert. Viel Sonnenlicht unterdrückt die Melatoninproduktion. Wir fühlen uns wach und haben keinerlei Bedürfnis, uns aufs Ohr zu hauen. Dämmert es, wird die Zirbeldrüse wach – und wir werden müde.

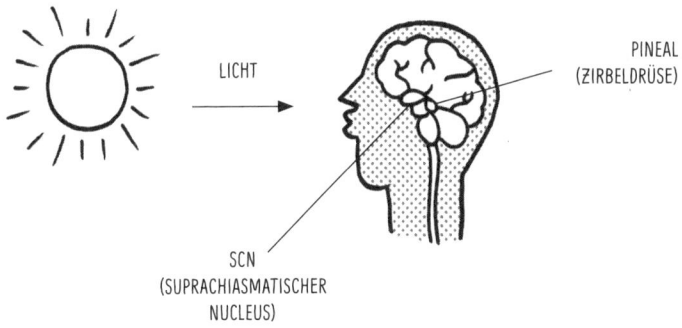

DIE ZIRBELDRÜSE SINGT DAS GUTE-NACHT-LIED

Aber nicht alle Menschen leben biorhythmisch gesehen in derselben Zeitzone. Mein indianischer Name könnte gut lauten »die vor dem ersten Kaffee nicht angesprochen werden will«. Möchten Sie die Geschichte hören, als ich einmal abends nach der Arbeit nicht mehr wusste, ob ich morgens mit dem Auto oder dem Bus in die Apotheke gekommen bin, oder lieber die, wo ich gar nicht erst bei der Arbeit erschien, weil ich im Bus eingeschlafen bin? Ich bin nämlich eine Eule.

Ich möchte hier nicht auf die Mitleidstour kommen, aber Eulen haben es im Leben etwas schwerer als die schon in aller Frühe munteren Lerchen. Eulen leiden etwa häufiger unter Depressionen und Angststörungen als Lerchen. Vor allem die ganz typischen Eulen tun sich mit den gesellschaftlichen Normen schwer (die Arbeitszeiten – das andere kriegen wir schon halbwegs auf die Reihe), und ihr Alltag kann ganz schön problematisch werden. Morgens um sieben oder acht Uhr schon topfit sein? Für Eulen ein Kraftakt, den sie oft nur gerade so stemmen können. Befinden die Eulen sich gerade in der Pubertät, wird es noch mal zäher. Und so bekommen Eulen in der Schule auch mehr Kritik ab (und im Schnitt schlechtere

Noten) als Lerchen, für die es häufig mehr Lob für die Mitarbeit gibt. Lautes Schnarchen ist keine »aktive Unterrichtsbeteiligung«.

Eulen leben quasi in einem permanenten sozialen Jetlag.

Noch schlimmer trifft es aber selbstverständlich Schichtarbeiter, die einen ständig wechselnden Tagesrhythmus durchleben müssen. Licht zur falschen Zeit bringt den Tag-Nacht-Rhythmus stark durcheinander, deswegen müssen Menschen im Schichtdienst oft mit unterschiedlichsten Beschwerden rechnen. Sie klagen häufiger über Schlafstörungen, Stoffwechselprobleme, Magengeschwüre und Herz-Kreislauf-Erkrankungen. Sogar eine erhöhte Krebshäufigkeit wird unter Experten diskutiert.

Jetlag und Schichtarbeit

Wie sich ein Jetlag anfühlt, wissen alle, die ihren Urlaub schon mal auf einem anderen Kontinent verbracht haben. Die Software unseres SCN stimmt jetzt mit der Umgebung nicht mehr überein, und ein Update muss her. Das macht unser Gehirn automatisch und braucht – je nach Zeitverschiebung – zwei bis 18 Tage für das vollständige Laden.

Bei Schichtarbeit (vor allem bei wechselnden Schichten!) kann diese Synchronisation mit der Umwelt nicht stattfinden, da Sonnenaufgang und -untergang ja gleich bleiben.

Aber was hat das mit Arzneimitteln zu tun?

Den biologischen Rhythmen unterliegen nicht nur alle Lebewesen. Auch Organe, Zellstrukturen und Hormone: Sie alle arbeiten, je nach Tageszeit, ganz unterschiedlich. Deswegen wirken auch Arzneimittel im Verlauf eines Tages nicht immer gleich stark. Und natürlich weiß nicht die Tablette, wie spät es ist, sondern die Rhythmen unseres Organismus beeinflussen, welchen Effekt ein Arzneistoff auf uns hat.

Die Wissenschaft, die sich mit den Auswirkungen der

inneren Uhr auf die Arzneimitteltherapie befasst, heißt Chrono-Pharmakologie. Ihr Ziel ist es, die Behandlung durch die Einnahme zum richtigen Zeitpunkt – das nennt man dann Chrono-Therapie – zu optimieren. Auf diese Weise kommen Empfehlungen zustande, wie »morgens vor dem Frühstück« oder »vor dem Schlafengehen« usw.

Wenn Sie jemals einen fieberhaften Infekt hatten, wissen Sie, dass der Verlauf der Fieberkurve je nach Tageszeit variiert. Unsere Körpertemperatur bleibt ja nicht mal ohne fiebrigen Infekt innerhalb eines Tages konstant. Oder Herzfrequenz und Blutdruck: Auch die passen sich an die Tageszeit und die daraus resultierenden Anforderungen ständig an.

Solche Rhythmen, die innerhalb von 24 Stunden beobachtet werden können – die also tagesrhythmisch sind –, nennt man zirkadiane Biorhythmen. Wie in den meisten Fällen kommt auch dieser Begriff aus dem Lateinischen: »Circa« heißt etwa, ungefähr, und »dies« ist das lateinische Wort für Tag.

Zirkadiane Rhythmen beeinflussen, wie vollständig Arzneistoffe in den Körper aufgenommen werden, wie die Leber Arzneistoffe umwandelt und schließlich, wie wach die Niere gerade ist, um das Ganze wieder auszuscheiden. Auch für diese Wissenschaft hat man einen Namen gefunden: Die »Chrono-Pharmakokinetik« befasst sich mit dem Verlauf der Blutspiegelkurve während eines bestimmten zeitlichen Rahmens.

Die Resorption, also die Aufnahme eines Arzneistoffs, ist zum Beispiel sehr davon abhängig, wie gut der Dünndarm durchblutet ist. Denn eine gute Durchblutung – ich sage es mal unwissenschaftlich – öffnet die Poren. Das kennt man von der Haut ja auch. Und dann können mehr Arzneistoff-Moleküle durch die Darmschleimhaut hindurch ins Blut wandern und auch schneller abtransportiert werden.

Im Normalfall ist die Verdauung, und damit auch die Durchblutung des Darms, nachts und in den frühen Morgenstunden am aktivsten. Wir sind dann für gewöhnlich entspannt und nicht – wie tagsüber – auf Kampf und Flucht eingestellt. Während der Nacht wird also etwas mehr Arzneistoff resorbiert als tagsüber. Außerdem bleibt der Arzneistoff etwas länger im Blut als untertags, weil es die Niere in der Nacht ein wenig ruhiger angehen lässt und die Filterleistung zurückschraubt. Das ist auch gut so, sonst müssten wir nachts ständig Pipi machen.

Wenn wir am Morgen eine Tablette schlucken, wird zwar nicht ganz so viel Arzneistoff resorbiert, die Wirkung tritt aber schneller ein, weil die Magenentleerung morgens flotter ist als zu anderen Tageszeiten. Die Tablette landet schneller im Dünndarm.

Alles hat eben seine Zeit. Und wie ein Medikament wirkt, hängt oft auch schlicht von der Tageszeit ab.

Und weil das genauso individuell ist wie die Tatsache, dass es unter uns Eulen und Lerchen gibt, haben Forscher der Charité Berlin einen Bluttest entwickelt, mit dem man nachsehen kann, wie spät es in unserem Inneren tatsächlich ist. Die Forscher fanden zwölf Gene (schon irgendwie lustig: so viele Stunden, wie das Ziffernblatt einer analogen Uhr hat), die anzeigen können, welche Stunde unsere innere Uhr geschlagen hat. (Auch wann unser letztes Stündlein sein wird? Darüber ist noch nichts bekannt.)

Damit könnte der Grundstein für eine personalisierte Chrono-Therapie gelegt sein. Man könnte die Arzneimitteltherapie auf die individuelle Uhr des Patienten einstellen und so die Wirkung optimieren und Nebenwirkungen minimieren.

Therapie im Takt:
Wann welches Arzneimittel?

Unser Organismus ist ein äußerst komplexes System. Welches Medikament zu welcher Tageszeit? Das lässt sich nicht ganz so pauschal sagen, und wie immer gibt es jede Menge Ausnahmen von den Regeln. Und es gilt sowieso: Hat Ihnen Ihr Arzt einen ganz bestimmten Einnahmezeitpunkt empfohlen, halten Sie sich bitte dran! Er wird sich etwas dabei gedacht haben.

6:00 bis 9:00 Uhr: Guten Morgen, Sonnenschein!

Morgens gegen sechs Uhr wachen wir so langsam auf. Die Zirbeldrüse drosselt die Produktion des Müdemachers Melatonin. Dafür wartet die Nebenniere mit einer Wachmacher-Dosis Adrenalin auf. Blutdruck und Herzfrequenz steigen an, und der Tag kann beginnen. Der Blutdruck ist morgens zwischen neun und zehn Uhr am höchsten. Das ist auch bei Gesunden so. Während er bei diesen aber trotzdem noch im Normbereich bleibt, schießt er bei Bluthochdruckpatienten über das Ziel hinaus. Deswegen profitieren die meisten Patienten, wenn sie ihre Bluthochdruckmedikamente morgens einnehmen, dann wirken die gerade zum richtigen Zeitpunkt.

Ausnahmen bestätigen auch hier die Regel: Manchmal kann es sein, dass die Medikamente morgens und abends eingenommen werden müssen, weil der Blutdruck nachts nicht ausreichend in den Keller rutscht. Ob das bei Ihnen der Fall ist, hat Ihr Arzt aber sicherlich durch eine 24-Stunden-Blutdruckmessung bereits abgeklärt. Genau: Das ist das Prozedere, bei dem man unmöglich schlafen kann, weil das lästige Gerät alle 20 Minuten brummt …

Der frühe Morgen ist auch die beste Tageszeit für Kortisonpräparate. Die Nebennierenrinde hat nämlich sowieso gerade Schicht und schüttet das körpereigene Cortisol aus. Darauf stellen sich auch die übrigen Organsysteme ein, und die Kortison-Nebenwirkungen fallen geringer aus.

Ausnahmen: Kortisonpräparate mit Retard-Wirkung werden abends eingenommen. Für Patienten mit Asthma oder Rheuma kann eine abendliche Einnahme ebenfalls günstiger sein.

Wenn Sie unter chronischem Sodbrennen leiden und dagegen einen Protonenpumpenhemmer (das ist ein Mittel, das die Säureproduktion im Magen hemmt, z. B. Omeprazol) verordnet bekommen haben, sollten Sie diesen ebenfalls sofort nach dem Aufwachen griffbereit haben. Ihr Magen ist zwar abends gegen 18 bis 22 Uhr am Säure-produktivsten, aber solche Mittel brauchen recht lange, bis sie wirken. Im Normalfall ist eine morgendliche Einnahme daher günstiger.

Vermissen Sie bei meiner Aufzählung Ihre Schilddrüsenhormone? Ich habe eine gute Nachricht für Morgenmuffel, die sich (noch) extra den Wecker eine halbe Stunde früher stellen, damit sie ihre Schilddrüsenhormone nüchtern einnehmen können! Mehrere Studien haben gezeigt, dass L-Thyroxin 30 Minuten vor dem Abendessen oder mindestens zwei Stunden danach eingenommen genauso effektiv wirkt wie bei einer Nüchterneinnahme am Morgen. Gern geschehen!

Tagsüber

gibt es nicht so viel Spektakuläres in puncto Chrono-Therapie zu berichten. Außer vielleicht: Vereinbaren Sie Zahnarzttermine, bei denen es einer örtlichen Betäubung bedarf, für die Zeit nach 14 Uhr. Dann sind Sie zum einen schmerzunempfindlicher, außerdem wirkt das gespritzte Lokalanästhetikum am Nachmittag ungefähr dreimal stärker als morgens.

Ab 18:00: Wer kommt jetzt dran?

Statine – Arzneimittel, die den Cholesterinspiegel senken – wirken stärker, wenn sie abends eingenommen werden. Unsere Leber produziert nämlich zur Geisterstunde am meisten Cholesterin.

Der frühe Abend ist auch der beste Zeitpunkt, um Rheuma-Medikamente einzunehmen. Die gefürchtete Morgensteifigkeit der Gelenke ist dann nicht so ausgeprägt.

Und weil Antiallergika dazu neigen, müde zu machen, sollten Sie die auch eher zu später Stunde nehmen.

PILLS AROUND THE CLOCK

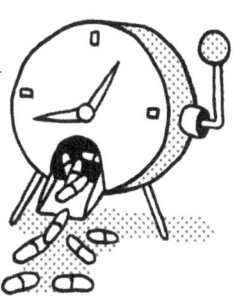

MORGENS

· DIE MEISTEN BLUTHOCHDRUCKMITTEL
· KORTISON
· PROTONENPUMPENHEMMER
  GEGEN ZU VIEL MAGENSÄURE

ABENDS

· CHOLESTERINSENKER
· ANTIALLERGIKA
· RHEUMAMEDIKAMENTE

Pillen-Jetlag: Arzneimittel auf Fernreisen

Der Einnahmezeitpunkt muss bei vielen Medikamenten auch auf Fernreisen eingehalten werden. Das am häufigsten betroffene Präparat dürfte die »Pille« sein. Beachtet man die Zeitverschiebung nicht, kann es unter Umständen ein Urlaubssouvenir geben, von dem man länger etwas hat.

Zwei Faktoren sind zu berücksichtigen: die Art der Pille sowie die Dauer der Zeitverschiebung.

Fall 1: Die Mikropille

Mikropillen enthalten eine Kombination aus den Hormonen Gestagen und Östrogen. Solche Kombinationspräparate verzeihen eine Zeitverschiebung etwas leichter als Monopräparate, die ausschließlich ein Hormon (Gestagen) enthalten.

Ist die Zeitverschiebung nicht größer als zwölf Stunden, kann diese Pille weiter zur von zu Hause gewohnten Uhrzeit eingenommen werden, ohne dass der Empfängnisschutz leidet.

Ist die Zeitverschiebung größer, weil Sie das Glück haben, nach Ostasien, Ostaustralien, Neuseeland oder in den Westpazifik reisen zu dürfen, sollte zwölf Stunden nach der letzten Einnahme eine »Zwischenpille« eingeschoben werden. Und weil das jetzt vielleicht etwas verwirrend war, folgt hier ein Beispiel, dann wird es schon übersichtlicher.

• Zeitverschiebung höchstens zwölf Stunden, die gewohnte Einnahmezeit ist 7:00 Uhr morgens:
  ⇨ Einnahme am Abreisetag wie gewohnt um 7:00 Uhr.
  ✿ Einnahme am Urlaubsort um 7:00 Uhr Ortszeit. Alles wie zu Hause, alles gut.
• Zeitverschiebung mehr als zwölf Stunden:
  ⇨ Einnahme am Abreisetag wie gewohnt um 7:00 Uhr.
  ✈ Dann zwölf Stunden nach der morgendlichen Einnahme die »Zwischenpille«.
  ✿ Einnahme am Urlaubsort wieder um 7:00 Uhr Ortszeit. Auch alles gut.

Fall 2: Die Minipille

Minipillen sind Monopräparate. Sie enthalten nur ein Hormon und tolerieren höchstens drei Stunden Zeitverschiebung. Das macht die Sache etwas komplizierter. Aber auch das kriegen wir hin:

• Zeitverschiebung höchstens (!) drei Stunden, die gewohnte Einnahmezeit ist 7:00 Uhr morgens:
  ⇨ Einnahme am Abreisetag wie gewohnt um 7:00 Uhr.
  ☼ Einnahme am Urlaubsort um 7:00 Uhr Ortszeit. Alles wie zu Hause, alles gut.
• Zeitverschiebung mehr als drei Stunden UND Sie fliegen nach OSTEN:
  ⇨ Einnahme am Abreisetag wie gewohnt um 7:00 Uhr.
  ✈ Die »Zwischenpille« beim nächsten Tagesanbruch. Das klingt jetzt vielleicht lustig, aber Sie fliegen ja nach Osten und damit dem kommenden Tag entgegen!
  ☼ Einnahme am Urlaubsort wieder um 7:00 Uhr Ortszeit. Auch alles gut.
• Zeitverschiebung mehr als drei Stunden UND Sie fliegen nach WESTEN:
  ⇨ Einnahme am Abreisetag wie gewohnt um 7:00 Uhr.
  ✈ Die »Zwischenpille« schlucken Sie, sobald Sie den nächsten Kontinent erreicht haben.
  ☼ Einnahme am Urlaubsort wieder um 7:00 Uhr Ortszeit. Sollte auch alles gut sein.

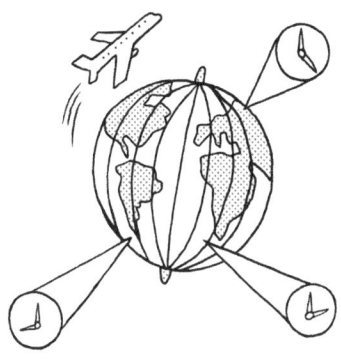

Huch! Wer hat denn an der Uhr gedreht? Es ist ja schon wieder höchste Zeit für das nächste Kapitel!

Wechselwirkungen zwischen Arzneimitteln: Mischen impossible?

Wechselwirkungs-Wirrwarr

»Viel hilft viel« stimmt meistens nicht, und bei Arzneimitteln gilt sogar: Zu viele Wirkstoffe verderben die Gesundheit.

Haben Sie den Weg, den ein Arzneistoff in unserem Körper zurücklegen muss, noch vor Ihrem geistigen Auge? Der Arzneistoff muss aus seiner Darreichungsform erst einmal freigesetzt werden und sich auflösen, damit er von der Darmschleimhaut aufgenommen werden kann. Der anschließende Resorptionsvorgang ist auch nicht ganz ohne die ein oder andere Hürde zu meistern. Außerdem wartet die Leber mit ihren Zauberkünsten auf. Und wenn der Arzneistoff dann endlich im Blut angekommen ist, geht das Ringen um die Rezeptoren los. Wer darf gleich durch die Tür, wer muss erst eine Nummer ziehen, Sie kennen das. Und nach getaner Arbeit wollen alle wieder möglichst schnell nach draußen.

Diesen Weg gehen jeder einzelne Arzneistoff und jedes Lebensmittel. Einleuchtend, dass es da manchmal Gerangel gibt, oder?

Die möglichen Gelegenheiten für Arzneimittelwechselwirkungen sind nahezu unüberschaubar. Übrigens auch für Fachleute. Es gibt Wechselwirkungen, die klinisch nicht relevant sind – also keinen merklichen negativen Effekt haben –, und solche, die lebensbedrohlich werden können. Letztere sind glücklicherweise überschaubar. Und es gibt sogar erwünschte Wechselwirkungen. Das ist beispielsweise der Fall, wenn sich Bluthochdruck nicht mit einem einzigen Arzneimittel auf ein gesundes Maß senken lassen will. Dann versucht man es halt mit zwei oder gar drei Medikamenten, die sich gegenseitig verstärken.

Ob eine Arzneimittelinteraktion auftritt, hängt jedoch nicht nur von den beteiligten Arzneimitteln ab, sondern auch vom Patienten selbst. Die Wahrscheinlichkeit für eine Wechselwirkung wird von unterschiedlichen Faktoren bestimmt:

Nehmen Sie sowieso schon mehrere Arzneimittel ein, ist das Risiko für das Auftreten von Interaktionen mit jedem weiteren Präparat höher. Wie alt sind Sie? Ein höheres Lebensalter bedeutet für die meisten von uns eine verminderte Durchblutung in Magen-Darm-Trakt, Leber und Niere sowie weniger Wasser im Körper. Und damit einen veränderten Stoffwechsel. Heikel wird es auch für Raucher, denn auch Tabakrauch beeinflusst die Leberenzyme. Meistens fällt uns beim Thema Leber ja nur der Alkohol ein. In Kombination mit Tabak werden manche Arzneistoffe schneller abgebaut und wirken deshalb vielleicht nicht ausreichend, während manche sehr viel langsamer abgebaut werden, länger und stärker wirken und somit auch öfter Nebenwirkungen zeigen.

Der Lieblingsspruch meines Chemie-Professors war: »Pfund auf Pfund nach Hausfrauenart – so geht das nicht!« Das passt übertragen auf die Arzneimitteltherapie genauso, denn hier ist bei der gleichzeitigen Anwendung mehrerer Medikamente viel Fingerspitzengefühl gefragt.

Arzneimittel können sich in ihrer Wirkung gegenseitig verstärken, abschwächen oder ganz aufheben. Die Mechanismen, die zu diesen Effekten führen, können auf verschiedenen Ebenen der Arzneistoffwirkung stattfinden. Und weil wir diesen Weg jetzt schon recht gut kennen, gehen wir ihn doch noch einmal zusammen. Diesmal jedoch mit einem anderen Blickwinkel!

Wir beginnen unsere Wanderung diesmal im Magen-Darm-Trakt.

Wenn Sie Medikamente gegen eine Schilddrüsenunterfunktion einnehmen müssen (L-Thyroxin), wissen Sie, dass Sie Ihre Tablette nüchtern einnehmen sollten. Wenn Sie zudem eine Frau sind, ist es ziemlich wahrscheinlich, dass Sie irgendwann in Ihrem Leben ein Eisenpräparat verordnet bekommen. Bei Frauen ist ein Eisenmangel nicht ungewöhnlich. Das aufmerksame Lesen der Packungsbeilage ergibt, dass auch das Eisenpräparat nüchtern eingenommen werden sollte. Prima, dann können Sie beide Medikamente morgens gleich zusammen schlucken? Na ja, gemeinsam schlucken geht schon, aber dann wird es schwierig. Warum? Arzneistoffe sollen sich im Magen oder Darm auflösen, denn damit die Darmschleimhaut sie durchlassen kann, müssen sie sich möglichst klein machen. L-Thyroxin und Eisen kuscheln sich in gelöster Atmosphäre aber gerne aneinander und werden dann zu einem Paar, das sich bis zum Ende nicht mehr voneinander trennt. Kommt Ihnen bekannt vor? Genau, das Gleiche passiert ja auch mit L-Thyroxin und Milchprodukten. Oder mit manchen Antibiotika und Milchprodukten. Die Wirkung ist bei einer derartigen Interaktion verringert, manchmal bleibt sie sogar ganz aus.

Nächster Halt: die Leber, wo es ein Wiedersehen mit dem uns bereits bekannten Enzym CYP3A4 gibt. Erinnern Sie sich noch? Das war die Sache mit der Grapefruit. Kurz gefasst kann man sagen, CYP3A4 repräsentiert in Darm und Leber das wichtigste Abwehrsystem gegen Substanzen, die der Körper nicht kennt.

Seine Aufgabe ist logischerweise der zügige Umbau für den Abtransport solcher Substanzen, die man auch als Xenobiotika (»dem Leben fremde Stoffe«) bezeichnet. Die meisten Arzneimittel müssen sich diesem Enzym erst mal vorstellen, bevor es weitergehen kann mit der Reise. Das kennen wir als First-Pass-Effekt. Das Ausmaß des First-Pass-Effektes ist für jeden Arzneistoff bekannt und kann somit bei der Dosierung berücksichtigt werden. Man weiß also, wie viel rein muss, damit am Rezeptor die gewünschte Wirkung erzielt wird.

Was aber, wenn CYP3A4 nicht wie gewohnt arbeitet? Weil es entweder – wie wir das schon von der Grapefruit kennen – total abgelenkt ist und sich all die fremden Stoffe, die ins Blut drängen, nicht mehr so genau anschaut?

Einige Arzneistoffe können CYP3A4 hemmen, was dazu führt, dass andere Arzneistoffe nicht mehr im gewohnten Tempo abgebaut werden und die Konzentration im Blut höher wird als geplant. Das kann bei vielen Arzneimitteln problemlos sein, bei manchen gefährlich.

Ein Beispiel: Phenprocoumon (Marcumar®) und Clarithromycin.

Nach einem Herzinfarkt, einer Herzklappen-OP oder bei bestimmten Herzrhythmusstörungen verordnen Ärzte oft einen Blutgerinnungshemmer, damit sich im Blut keine Klumpen bilden und weiterer Schaden verhindert werden kann. Ein solcher Gerinnungshemmer ist der Wirkstoff Phenprocoumon aus der Stoffgruppe der Cumarine. Phenprocoumon ist ein Arzneistoff mit einer sogenannten geringen therapeutischen Breite. Das bedeutet, dass der Grat zwischen erwünschter und toxischer Wirkung ziemlich schmal ist. Deswegen ist bei diesem Medikament eine besonders gewissenhafte Einnahme einer individuell gewählten Dosierung nötig, und das Gerinnungsverhalten des Blutes wird regelmäßig vom Arzt überprüft. Wirkt das Arzneimittel zu schwach, besteht die Gefahr von Blutgerinnseln. Wirkt es zu stark, drohen möglicherweise innere Blutungen – die man nur in einem Fall tatsächlich haben möchte: nämlich, wenn man ein Cumarin als Rattengift verwenden sollte ...

Phenprocoumon wird unter normalen Umständen von CYP3A4 umgebaut und zu einem gewissen Teil unwirksam gemacht. Für die Wirkung steht also immer weniger Substanz zur Verfügung, als eingenommen wurde.

Nehmen wir mal an, unser Patient ist generell eher der gestresste Typ und entwickelt zusätzlich zu seinen Herzproblemen unglücklicherweise noch ein Magengeschwür. Magengeschwüre werden meistens von einem Keim verursacht, dessen Name ein bisschen nach einem Fluggerät klingt: Helicobacter pylori. Will man den loswerden, kommt man um ein Antibiotikum nicht herum. Die Leitlinie zur Behandlung einer Helicobacter-Infektion empfiehlt im Rahmen der Standardtherapie das Antibiotikum Clarithromycin als Mittel der Wahl. Würde der Arzt bei einem Patienten, der zeitgleich Phenprocoumon einnimmt, diesem Rat folgen (Wahrscheinlichkeit dafür: gering), könnte das böse enden. CYP3A4 benimmt sich in Gegenwart von Clarithromycin nämlich anders als gewohnt. Es wird durch die Gegenwart des Antibiotikums gehemmt. Jetzt wird plötzlich nicht mehr so viel vom Gerinnungshemmer in der Leber abgebaut, und er kann viel stärker wirken. Zu stark!

In diesem Fall muss also ein anderes Antibiotikum gewählt werden, damit keine lebensbedrohliche Wechselwirkung entsteht.

Es kann aber auch passieren, dass ein Arzneistoff als sogenannter Induktor fungiert. Induktoren feuern CYP3A4 erst richtig an, andere Arzneistoffe werden plötzlich viel schneller abgebaut, und die Wirkung ist dahin. So kann es auch laufen.

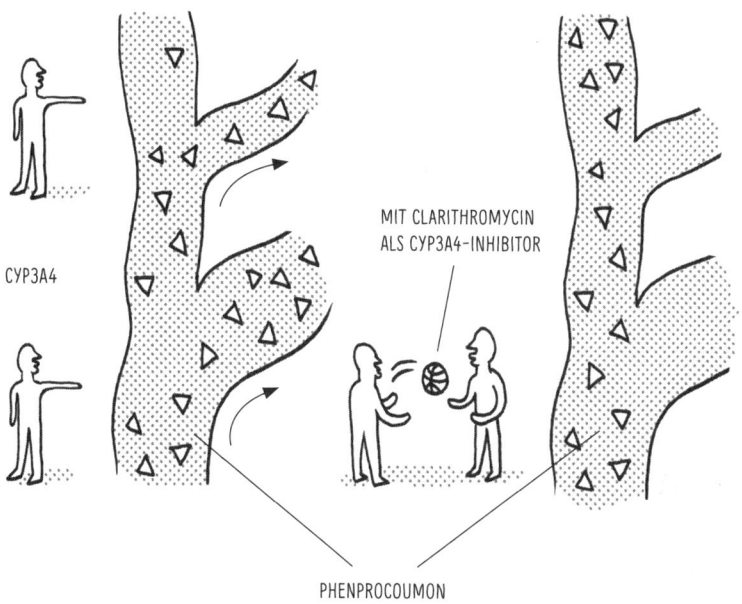

MIT CLARITHROMYCIN
ALS CYP3A4-INHIBITOR

CYP3A4

PHENPROCOUMON

ENZYME LASSEN SICH VON BESTIMMTEN ARZNEISTOFFEN LEICHT ABLENKEN

Nehmen wir an, unser Arzneistoff hat die Leber einigermaßen unbeschadet passieren können. Jetzt ist unser Ziel – die Wirkung – doch in Sichtweite, oder? So leid es mir für das kleine Wirkstoffmolekül tut: Auch im Blut des Körperkreislaufes lauern Störenfriede.

Darf ich Sie bei dieser Gelegenheit mit Albumin bekanntmachen? Albumin ist ein Eiweißmolekül, das von unserer Leber gebildet wird und vielerlei Aufgaben hat. Es hilft unter anderem dabei, den pH-Wert unseres Blutes konstant zu halten, und kann im Bedarfsfall schnelle Energie liefern. Zudem übernimmt Albumin die Rolle des Taxis durch den Blutkreislauf für unterschiedlichste Moleküle.

Hormone, Fettsäuren, Enzyme und Mineralstoffe steigen sehr gerne zu. Und Arzneimittel springen ebenfalls gerne auf die kleinen Transporter auf. Das ist in Ordnung, solange sie auch irgendwann mal wieder aussteigen, denn mit dem Taxi zusammen passen sie durch keine Tür! Arzneimittel und Albuminteilchen bilden zusammen einen vergleichsweise großen Komplex, der weder eine Membran passieren noch sich an einen Rezeptor anheften kann. Andererseits kann so ein Komplex auch nicht ausgeschieden werden und schippert erst mal weiter in unserem Blut rum.

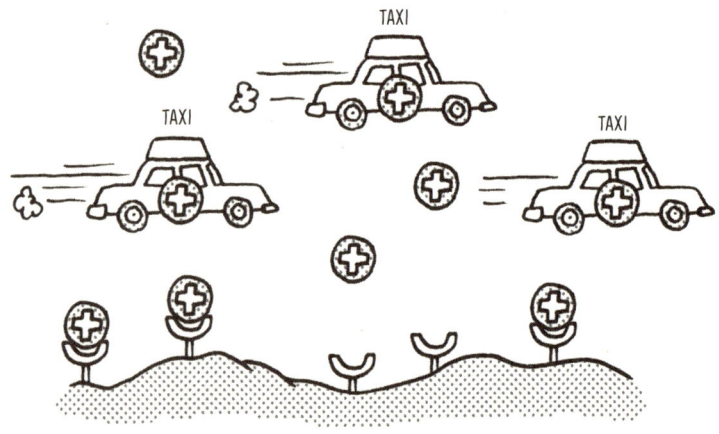

ALBUMIN ALS TAXI FÜR ARZNEISTOFFE UND ANDERE MOLEKÜLE

Das alleine ist noch gar kein Problem, denn – wie im richtigen Leben auch – es sind niemals für alle Arzneistoffmoleküle ausreichend Taxis verfügbar. Es sind also immer noch genügend freie Arzneistoffmoleküle vorhanden, die in das entsprechende Gewebe vordringen können und sich an den Rezeptor haften können. Der freie, nicht an das Eiweiß gebundene Arzneistoffanteil kann wirken, in Leber und Niere abgebaut und schließlich ausgeschieden werden. Nimmt der

Anteil der freien Arzneistoffmoleküle im Blut dadurch ab, steigen andere aus ihrem Taxi aus und wirken ebenfalls, werden abgebaut und so weiter. Ob das Taxi genutzt wird oder nicht, ist für jeden Arzneistoff spezifisch. Manche neigen eher dazu, sich an den Eiweißtransporter anzuheften, andere bewegen sich lieber aus eigener Kraft fort.

Was passiert aber, wenn ein weiteres Arzneimittel eingenommen wird, das ebenfalls ein Albumin-Taxi nutzen möchte? Der Stärkere gewinnt und wirft den Schwächeren aus dem Albuminkomplex. Der Anteil des freien, verfügbaren Wirkstoffs des »Schwächeren« erhöht sich, seine Wirkung wird stärker und unerwünschte Nebenwirkungen werden möglicherweise ausgeprägter. Handelt es sich um einen Arzneistoff mit geringer therapeutischer Breite (siehe oben), kann dieser toxisch werden, obwohl die korrekte Dosis eingenommen wurde.

Mal ehrlich: Hätten Sie gedacht, dass Arzneimitteltherapie so knifflig sein kann?

Gefährliches Durcheinander: Polymedikation

Die Weltgesundheitsorganisation definiert Polypharmazie als den »gleichzeitigen und regelmäßigen Gebrauch von vier oder mehr rezeptfreien, rezeptpflichtigen oder traditionellen Arzneimitteln«. Diese Menge ist bei vielen Patienten Alltag, von den über 65-Jährigen nehmen über den Daumen gepeilt 30 Prozent fünf oder mehr Arzneimittel ein. Es ist ja keine Seltenheit, dass man im höheren Lebensalter mit Bluthochdruck, Diabetes und vielleicht noch irgendwas Rheumatischem gleichzeitig zu kämpfen hat. Da kommen schnell an die zehn verschiedenen Arzneimittel zu fünf unterschiedlichen Tageszeiten zusammen. Und wir wundern uns dann, dass Omi keine Zeit mehr für unsere Bügelwäsche hat!

$$I = (n^2 - n)/2$$

Sie haben sich kein Mathe-Buch gekauft, ich weiß. Aber diese Formel hat schon was, wir können damit nämlich die Zahl der zu erwartenden Wechselwirkungen berechnen.

I steht für die Anzahl der zu erwartenden Interaktionen, n ist die Anzahl der Medikamente.

Ein Beispiel: Ihr täglicher Medikationsplan enthält drei verschiedene Arzneimittel. Eingesetzt in die Formel:

$$I = (3^2 - 3)/2 = 3$$

Drei Arzneimittel hat man schnell zusammen und damit gleich mal drei mögliche Wechselwirkungen.

Bei fünf verschiedenen Arzneimitteln ergeben sich schon zehn Wechselwirkungen, bei sechs Arzneimitteln 15!

Natürlich kann mit der bloßen Berechnung der Anzahl der möglichen Interaktionen keine Aussage darüber getroffen werden, wie gravierend diese sein werden. Zu denken geben sollte es einem allemal: In Deutschland wird die jährliche Zahl der Todesfälle aufgrund eines vermuteten Zusammenhangs mit Wechselwirkungen auf 16 000 bis 25 000 geschätzt.

Da schlucken wir erst mal, oder?

Wie wird der Körper Arzneistoffe wieder los?

Für die Ausscheidung sind überwiegend die Leber und die Nieren zuständig.

Die Leber mit all ihren Enzymen kennen wir ja schon vom First-Pass-Effekt. Und wenn es einen First-Pass-Effekt gibt, ist es doch naheliegend, dass da auch noch ein zweiter Durchgang folgt. Manchmal auch ein dritter. Und vierter. Aber schön der Reihe nach!

Der Körper kann Arzneistoffe nach getaner Arbeit am besten wieder loswerden, wenn diese wasserlöslich sind. Dann kann er sie mit dem Pipi über die Nieren entsorgen. Alles, was so im Blut herumschwimmt, geht uns früher oder später in die Nieren, die die leistungsfähigsten Filter sind, die man sich vorstellen kann. Immerhin bilden sie 180 Liter Harn pro Tag! Bevor Sie einen Druckfehler vermuten: Diese Menge ist der sogenannte Primärharn, der dann noch auf ca. 1,5 bis zwei Liter »eingekocht« wird.

Entweder sind Arzneistoffe schon von vornherein ganz gut wasserlöslich, oder die Leber erledigt das durch eine Biotransformation. Manche Stoffe müssen durch die Leber kaum verändert werden und können so, wie der Arzneistoffchemiker sie schuf, wieder rausgepieselt werden.

Fun fact: Als 1939 endlich der erste Patient mit Penicillin behandelt werden konnte, war bedauerlicherweise nicht ausreichend Wirkstoff verfügbar. (Wäre schimmeliges Brot eine brauchbare Alternative gewesen? Dazu mehr im nächsten Kapitel.) Man hat jedoch festgestellt, dass Penicillin unverändert mit dem Urin ausgeschieden wird. Kurzerhand griff man zum Naheliegenden und recycelte den kostbaren Wirkstoff aus dem Nachttopf des Patienten. Sicherlich ein nachhaltiges Vorgehen, trotzdem finden wahrscheinlich auch Sie es gut, dass mittlerweile eine andere Lösung gefunden werden konnte.

Manche Substanzen stellen für die Leber eine richtig harte Nuss dar, weil sie sich nicht so gut umwandeln lassen. Den Anteil, der sich nicht ausreichend biotransformieren lässt, schickt die Leber in die Gallenblase, in der Hoffnung, sie über den Darm loszuwerden. Der Weg geht anschließend also über die Galle in den Zwölffingerdarm, von dort in den Dünndarm und dann … zu einem Teil wieder über die Pfortader in die Leber (quasi Second-Pass) und von dort in den Körperkreislauf. Dieses Schauspiel wiederholt sich ein paarmal, bis dann endlich alles draußen ist. Das dauert seine Zeit. Arzneistoffe, die auf diese Art und Weise entsorgt werden, wirken deswegen länger als andere. Und weil dieser Kreisverkehr um Leber und Darm herumführt, spricht man vom enterohepatischen Kreislauf. Enterum = Darm, Hepar = Leber.

Auch auf anderen Wegen können Substanzen den Körper verlassen: über den Schweiß, die Muttermilch und sogar über Tränen. Und über die Lunge. Das weiß auch die Polizei und lässt den einen oder anderen gegebenenfalls ins Röhrchen pusten.

3

Forschung und Technologie

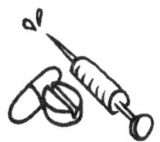

Es war einmal ...
Von der Idee
zum Arzneistoff

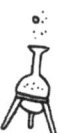

Man stellt sich ja doch hin und wieder die Frage, warum neue Arzneimittel so unglaublich teuer sind. Ohne Zweifel möchte die pharmazeutische Industrie Geld verdienen, ein neues Arzneimittel ist allerdings auch nicht für zwei Mark fuffzig realisierbar:

Laut dem Verband Forschender Arzneimittelhersteller kostet die Entwicklung eines neuen Medikamentes zwischen 1,0 und 1,6 Milliarden US-Dollar und dauert im Schnitt länger als 13 Jahre. Bis es dann auch für Kinder zugelassen wird, dauert es noch länger.

Wie war das eigentlich früher?

Vom schimmeligen Brot
und dem glücklichen Zufall

Es soll ja Mütter geben, die über die großen Ferien die (gefüllte) Brotbox ihrer Brut in der Schultasche vergessen. Die kennen den blaugrünen, fast kuscheligen Flaum, der sich nach gewisser Zeit auf Lebensmitteln bilden kann und der von einem Schimmelpilz der Gattung *Penicillium* stammt. Diesem Flaum haben wir die Entdeckung des Penicillins zu verdanken, weswegen seit den 1930er-Jahren viele bakterielle Infektionen nicht mehr zwangsweise tödlich enden müssen. Und wie bei vielen anderen großartigen Entdeckungen war auch hier ganz viel Zufall im Spiel.

Die Legende sagt, dass nicht nur Mütter, sondern auch Forscher schon mal was über die Sommerferien vergessen können. Fakt ist: Der schottische Bakteriologe Sir Alexander Fleming setzte im Sommer 1928 eine Nährplatte mit Staphylokokken an. Staphylokokken sind zumeist fiese Bakterien, die verschiedenste Infektionen auslösen können.

Fleming vergaß seine Bakterien (ganz so, wie man sich zerstreute Professoren vorstellt) und ging in die Ferien.

Bei seiner Rückkehr fiel ihm auf, dass auf dem Nährboden ein Schimmelpilz (Penicillium chrysogenum) gewachsen war, um den herum sich die Staphylokokken nicht vermehrt hatten. Die Geburtsstunde des Penicillins! Fleming erkannte, dass sein Penicillin zwar nicht alle Bakterienarten, aber alle einer bestimmten Art – sogenannte grampositive Bakterien – abtötete. Außerdem schien die Substanz für Menschen und Tiere ungiftig zu sein. Auf die Idee, die Substanz aus dem Schimmelpilz als Medikament weiterzuentwickeln, kamen allerdings erst die Wissenschaftler Ernst B. Chain, Howard Florey und Norman Heatley. Ganze zehn Jahre später.

Aber auch zu früheren Zeiten hat man nicht alles komplett dem Zufall überlassen. Es war zum Beispiel bekannt, dass die Rinde der Weide einen Stoff enthält, der Schmerzen lindern und Fieber senken kann: die Salicylsäure. Bereits 1874 gelang die fabrikmäßige Herstellung. Allerdings waren die Nebenwirkungen so hoch, dass das Medikament erst mal floppte.

Kurz darauf gelang es jedoch fleißigen Chemikern der Firma Bayer, eine – chemisch gesehen eigentlich unspektakuläre, aber entscheidende – Änderung vorzunehmen. Aus Salicylsäure wurde Acetylsalicylsäure. Und die kennt seit 1899 jeder unter dem Namen Aspirin.

Und heute? Heute führt der Weg zu einem neuen Arzneimittel über viele Hürden und erfordert mehr als nur Durchhaltevermögen.

DER LANGE WEG VON
DER IDEE ZUM FERTIGEN
ARZNEIMITTEL

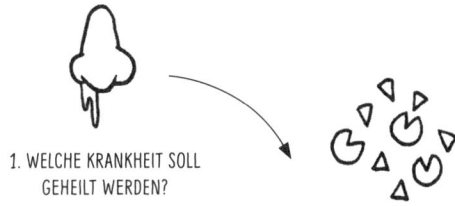

1. WELCHE KRANKHEIT SOLL
GEHEILT WERDEN?

2. WO GIBT ES ANGRIFFSPUNKTE
IM KRANKHEITSPROZESS?

3. WIRKSTOFFDATENBANK:
WO IST DIE STECKNADEL IM HEUHAUFEN?

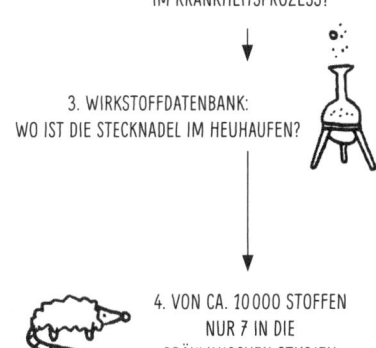

10. STÄNDIGE ÜBERWACHUNG

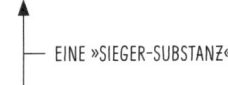

4. VON CA. 10 000 STOFFEN
NUR 7 IN DIE
PRÄKLINISCHEN STUDIEN

9. ZULASSUNG DURCH BEHÖRDEN

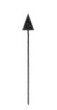

NOCH 5 SUBSTANZEN ÜBRIG
(3–6 JAHRE NACH START)

— EINE »SIEGER-SUBSTANZ«

8. PHASE III:
MEHRERE TAUSEND PATIENTEN.
KONTROLLIERTE STUDIEN

— NOCH 2 SUBSTANZEN ÜBRIG

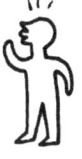

5. PHASE I:
TEST AN 10–80 GESUNDEN
ERWACHSENEN

7. PHASE II:
100–500 ERKRANKTE +
DOSISFINDUNG

NOCH 3 SUBSTANZEN ÜBRIG —

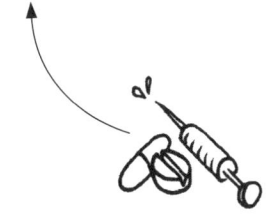

6. WELCHE
DARREICHUNGSFORM?

Welche Krankheit hätten Sie gern nicht mehr?

Zuerst stecken Biologen, Pharmakologen, Mediziner und Chemiker ihre schlauen Köpfe zusammen. Sie wollen neue Heilmittel für Erkrankungen finden, die bis jetzt nicht oder nicht ausreichend therapierbar sind. Alzheimer, Krebs, ALS – es gibt genügend zu tun!

Es ist wie überall im Leben: Wer sein Ziel nicht kennt, kann nicht ankommen. Deswegen müssen die Wissenschaftler viel Zeit, Geduld und eine Menge Erfahrung mitbringen, um einen möglichen Angriffspunkt im Krankheitsgeschehen zu finden. Die Forscher nennen diesen Punkt auch »Target«. Ein Ziel also, auf das man hinarbeiten kann. Das kann z. B. ein bestimmtes Protein oder Enzym sein, dessen Funktion sich unmittelbar auf den Krankheitsprozess auswirkt.

Viele Krankheiten können deshalb nicht geheilt werden, weil man die Krankheit selbst noch nicht so gut versteht und deswegen auch nicht weiß, worauf man überhaupt zielen soll. Seit September 2017 hilft die europäische Röntgenlaseranlage XFEL in Hamburg beim Suchen nach geeigneten Zielen. Die Anlage erzeugt die hellsten Röntgenblitze der Welt, mit deren Hilfe winzigste Zell-Strukturen oder Proteine auf Bildern und sogar 3-D-Filmen sichtbar werden.

Ist ein Target gefunden, kommt auf die Forscher erst mal Fleißarbeit zu. Sie dürfen sich das aber nicht mehr so vorstellen, dass viele Weißkittel Seite an Seite unzählige Substanzen in ihre Reagenzgläschen kippen und dann sehen, was dabei rauskommt. Jeder Hersteller verfügt über eine Wirkstoffdatenbank mit vielen Hunderttausend verschiedenen Substanzen, von denen manche potenziell passende Arzneistoffe sein könnten. Zum Glück gibt es für dieses »Hochdurchsatz-Screening« fleißige Roboter, denen es nichts ausmacht, bis zu 300 000 solcher Stoffe pro Tag in kleinsten Gefäßen zu mischen und zu vermessen. Am Ende bleibt eine erste heiße Spur von unglaublichen 10 000 infrage kommenden Substanzen, die einen Effekt am Target auslösen könnten. Jeder Tatort-Kommissar würde da hinschmeißen.

Nur weil eine Substanz ihr Ziel findet, heißt das aber noch lange nicht, dass sie auch als Arzneistoff geeignet ist. Denken Sie an die Voraussetzungen für eine gute Resorption! Wir brauchen eine gewisse Wasserlöslichkeit. Außerdem sollte unser Organismus in der Lage sein, die Substanz nach vollbrachter Wirkung auch wieder aus dem Körper hinauszubefördern. An diesen Eigenschaften können die Forscher am Computermodell herumbasteln und das Molekül passend designen. Das machen die etwa so, wie unsereins eine IKEA-Küche plant. Da passt auch nicht jede Schublade auf Anhieb, und wir müssen am Bildschirm ein bisschen ruckeln und schieben, bis alles unseren Bedürfnissen entspricht.

Am Ende dieses Schrittes bleiben gerade einmal mickrige sieben Substanzen übrig.

Die sieben glorreichen Molekül-Zwerge müssen jetzt zeigen, was sie können. An menschlichen Reagenzglas-Zellen und in Tierversuchen wird nun getestet, ob die Substanz weiter im Rennen bleibt oder ob sie eventuell giftig sein könnte. Auch sogenannte CMR-Wirkungen müssen ausgesiebt werden: Löst die Substanz Krebs aus (carcinogen)? Macht sie Veränderungen im Erbgut (mutagen)? Oder gefährdet sie die Fortpflanzung (reproduktionstoxisch)?

Wir befinden uns im Jahr drei bis fünf nach dem Entwicklungsstart und gehen nach diesem Schritt mit nur noch fünf Substanzen weiter.

Gesund, männlich (ge)sucht ...
Phase I:
Die klinische Bewährungsprobe

Bevor es weitergehen kann, muss eine unabhängige Ethik-kommission entscheiden, ob der Arzneistoff an Menschen ge-testet werden darf. Gibt diese ihr Okay, wird der potenzielle Arzneistoff an 60 bis 80 freiwilligen, gesunden und männ-lichen Probanden getestet. Unter anderem, weil die nach dem heutigen Stand der Wissenschaft nicht so einfach schwanger werden können. Man beginnt mit einer sehr geringen Menge an Wirkstoff, die langsam gesteigert wird, um herauszufinden, wo die optimale Dosis liegt und ab wann Nebenwirkungen auftreten. Den Probanden wird regelmäßig Blut abgenommen und der Urin untersucht, um die Pharmakokinetik einschät-zen zu können: Wie sieht es mit der Resorption aus? Wie hoch ist der First-Pass-Effekt? Klappt die Ausscheidung?

Für zwei Substanzen gibt es keinen Recall, und somit haben nur noch drei die Chance auf den Titel Deutschlands Super-Substanz. Für diese suchen die pharmazeutischen Technologen nun nach einer geeigneten Darreichungsform. Tablette, Spritze oder Salbe? Das hängt sehr vom geplanten Anwendungsgebiet ab.

Phase II und III: Patient probiert Pille

Ist bis jetzt alles ohne größere Zwischenfälle verlaufen, kommt nun die Phase II, in der 100 bis 500 erkrankte Erwachsene mit dem neuen Medikament behandelt werden. Jetzt kann und muss sich das neue Medikament beweisen: Wirkt es? Sind die Nebenwirkungen vertretbar?

Die Phase II dauert mehrere Monate bis Jahre. Von den ursprünglich 10 000 angetretenen Wirkstoff-Kandidaten sind lediglich zwei übrig geblieben.

In der anschließenden dritten Phase wird das neue Medikament an mehreren Hundert bis mehreren Tausend Patienten getestet. Vergleichende Studien sollen zeigen, dass das neue Arzneimittel einen größeren Nutzen für die Patienten hat als das bisher eingesetzte Standard-Präparat. Dazu werden zwei Gruppen gebildet: Eine bekommt das Standard-Präparat, die andere das neue Arzneimittel. Die Patienten nehmen freiwillig an solchen Studien teil, allerdings erfahren sie nicht, welcher Gruppe sie zugeteilt wurden. Diese Zuteilung erfolgt nach dem Zufallsprinzip. Die Studien werden meistens doppelblind durchgeführt, was nichts über die Sehkraft der Teilnehmer aussagt, sondern bedeutet, dass weder Patient noch Arzt wissen, wer mit welchem Präparat behandelt wird. Die Gründe sind nachvollziehbar, man möchte ein möglichst objektives Ergebnis haben.

Sie haben es bestimmt geahnt: Eine einzige Substanz bleibt am Ende übrig.

Zeit für die Zulassung!

Seit dem Start sind viele Jahre ins Land gegangen und viele Millionen investiert worden. Das forschende Pharmaunternehmen möchte entsprechend entlohnt werden, während die Krankenkassen keine horrenden Summen ausgeben wollen, nur weil das Medikament neu ist. Deswegen müssen Pharmaunternehmen im Rahmen des Zulassungsverfahrens nicht nur nachweisen, dass ihre neue Erfindung unbedenklich und wirksam ist. Der Nutzen des neuen Medikaments muss deutlich höher sein als der aller bisher verfügbaren Methoden. Die

Kriterien können zum Beispiel längeres Überleben, sehr viel einfacher zu handhabende Darreichungsformen oder eine wesentlich bessere Verträglichkeit sein.

Ob ein Medikament schlussendlich zur Markteinführung zugelassen wird, entscheiden die zuständigen Aufsichtsbehörden. Für Arzneimittel ist das das Bundesinstitut für Arzneimittel und Medizinprodukte (BfArM) in Bonn, für Impfstoffe das Paul-Ehrlich-Institut. Meistens wird auch gleich die europäische Zulassung über die Europäische Arzneimittel-Agentur (EMA) beantragt. Und wie man das so erwartet, dauert das ebenfalls seine Zeit, im Schnitt 16 Monate.

Ist unser neues Arzneimittel dann so weit, wird es trotzdem weiterhin ständig überwacht. Sehr seltene Nebenwirkungen treten beispielsweise erst auf, wenn sehr viele Patienten behandelt wurden. Auch Wechselwirkungen kann man erst später richtig abschätzen. Und manchmal findet man sogar heraus, dass der Wirkstoff gegen noch viel mehr Beschwerden eingesetzt werden kann. Ärzte, Apotheker, Behörden und Hersteller registrieren also auch nach der Zulassung jedes im Zusammenhang mit dem Medikament noch nicht bekannte Ereignis. Auch die Packungsbeilage bleibt nicht ewig auf dem ursprünglichen Stand, sondern wird laufend aktualisiert.

Manchmal kommt es vor, dass extrem seltene, aber schwere, nicht tolerierbare Nebenwirkungen erst eine Zeit lang nach der Markteinführung bekannt werden. Dann sorgt das BfArM dafür, dass das betreffende Arzneimittel schnellstmöglich wieder vom Markt verschwindet.

Kleider machen Leute – das gilt auch für Tabletten

Warum gibt es so viele unterschiedliche Darreichungsformen?

Ein Arzneistoff alleine ist jedoch noch kein Arzneimittel. Damit er für unsere Knieschmerzen etwas tun kann, braucht der Wirkstoff ein geeignetes Vehikel, also einen Transporter, der ihn sicher und bequem (nicht nur für ihn, auch für uns) zu seinem Zielort befördern kann. Und nicht jedes Vehikel ist für jeden Patienten geeignet.

Säuglinge können noch keine Tabletten schlucken. Im Falle einer Bewusstlosigkeit fällt das auch Erwachsenen schwer. Und auch während einer Operation kann die Narkose-Tablette nicht immer wieder oral nachgereicht werden.

Diese Transporter heißen auf pharmazeutisch »Darreichungsform«. Die Wissenschaft von der Herstellung einer solchen Darreichungsform heißt Galenik oder – etwas moderner – pharmazeutische Technologie.

Die pharmazeutische Technologie kann übrigens auch dafür verantwortlich sein, wie gut oder schlecht wir einen Arzneistoff vertragen. Manche Stoffe reizen zum Beispiel die Schleimhaut. Oder sie schmecken einfach eklig. Oder beides. Dann kann man sie in Kapseln verpacken oder überzieht die entsprechende Tablette mit einem dünnen, glatten Film. Deshalb rutschen Filmtabletten auch leichter abwärts als die nackte Variante, die immer eine leicht raue Oberfläche hat. So bringt die Verpackung noch einen zusätzlichen Vorteil.

Mit einer schlau gewählten Arzneiform kann sogar beeinflusst werden, wie lange ein Arzneistoff wirkt. Sie entscheidet dann, ob wir sofort die geballte Ladung des Schmerzmittels abbekommen (bei akuten Kopfschmerzen natürlich wünschenswert!) oder ob das Schmerzmittel langsam und gleichmäßig über einen längeren Zeitraum wirkt. Das ist wiederum bei chronischen Schmerzen sinnvoll.

Die technologische Verpackung des Arzneistoffs bestimmt auch die Art und Weise seiner Verabreichung – oder in der Fachsprache: seiner Applikation.

Der Weg ins Körperinnere kann:

- über den Magen-Darm-Trakt gehen. Das nennt man dann orale oder enterale Applikation.
- direkt ins Blut führen. Das heißt dann parenteral. Oder bei manchen: Oh weh, Spritze!
- über den Enddarm angetreten werden: rektal. Für manche: Igitt.
- bei manchen Arzneistoffen über die Haut laufen. Dann spricht man von einer transdermalen Applikation.

Für uns alle gibt es also – von Aerosol über Injektion, Kaugummi und Pflaster bis zu Saft und Zäpfchen – die richtige Darreichungsform. Welche die jeweils gelegenste ist, richtet sich im Wesentlichen nach dem gewünschten Wirkort, natürlich nach dem Zustand des Patienten, aber auch nach den Eigenschaften des Arzneistoffes. Nicht alle Arzneistoffe lassen sich in jede Form bringen – Insulin etwa kann nicht geschluckt werden, weil es im Verdauungstrakt zersetzt wird und eine entsprechende Verpackungsmöglichkeit noch nicht gefunden wurde –, aber fast immer kann für jeden Sonderfall eine Lösung gefunden werden.

Die galenische Trickkiste hat faszinierende Darreichungsformen zu bieten. Ich persönlich kann mich ja schon am Anblick einer herkömmlichen Brausetablette erfreuen. Früher schüttete man ein Pülverchen in ein Glas Wasser und rührte und rührte und rührte. Eine Brausetablette wirft man einfach in ein Glas Wasser und kann dem Sprudeln und Blubbern entspannt zusehen, bis daraus ganz von selbst eine trinkbare und geschmacklich annehmbare Lösung geworden ist. Manchmal sogar farbig.

Auch beeindruckend: Man kann Kapseln herstellen, die wissen, dass sie sich im Magen von der Säure nicht beeindrucken lassen sollen, und die erst im leicht basischen Milieu des Dünndarms ihren Wirkstoff hergeben. Oder die Länger-Könner-Tabletten, die ihren Wirkstoff langsam und kontinuierlich in das Blut abgeben, weil wir eine länger andauernde Wirkung brauchen.

Ob eine Tablette/Kapsel nach so einem besonderen technischen Wirkprinzip arbeitet, kann man manchmal schon am Kürzel hinter dem Medikamentennamen erkennen:

- FAST: Die Abkürzung für »Fast Acting Sublingual Technology«. Solche Tabletten zerfallen sehr schnell im Mund, und der Wirkstoff kann über die Mundschleimhaut aufgenommen werden.
- MUPS: »Multiple Unit Pellet System«. Die Tablette besteht aus vielen kleinen Einheiten, den Pellets, die mit einem Überzug ausgestattet sind, der der Magensäure trotzt. Im Magen zerfällt die Tablette in diese kleinen Einheiten, die können dann fix am Magenpförtner vorbei und sind schneller im Dünndarm, wo der Wirkstoff dann freigesetzt wird.
- SL: Heißt – das können wir erraten – »schnell-langsam«. Solche Arzneiformen bestehen meistens aus einer Hülle, die

schon mal sofort einen Teil des Wirkstoffes abgibt und einen weiteren Teil langsam und gleichmäßig. Das wird bei Schmerzmitteln gerne genutzt.

MfG, Ihre KMP!

Warum will man einer Tablette einen säurefesten Überzug verpassen? Grundsätzlich soll der Überzug dafür sorgen, dass die Tablette die Magenpassage unbeschadet übersteht. Und dafür kann es unterschiedliche Gründe geben.

Der Wirkstoff kann ein bisschen mimosenhaft sein und auf den Säureangriff des Magens empfindlich reagieren und kaputtgehen. Mit einem Überzug kann das verhindert werden, und der Wirkstoff wird erst im Dünndarm freigesetzt.

Oder – das Gegenteil – der Wirkstoff ist leicht aggressiv und hat es auf die Magenschleimhaut abgesehen. Dann ist es auch von Vorteil, wenn man ihn erst weiter unten aus dem Käfig lässt.

Den Technologen stehen prinzipiell zwei Möglichkeiten zur Verfügung, um einen Arzneistoff säurestabil zu machen. Entweder sie überziehen die komplette Tablette mit einem magensaftresistenten Film. Oder sie verpacken den Arzneistoff in winzige Kügelchen (Pellets), die einzeln durch einen Überzug geschützt und dann in eine Kapsel gesteckt werden.

Wo ist der Unterschied, und hat dieser für Sie als Patient eine Bedeutung?

So ein Überzug hält im Bauch nicht ewig. Ist die Tablette als Ganzes überzogen, sollte sie nicht zu lange im Magen liegen müssen. Ab einer gewissen Zeit löst sich der magensaftresistente Schutz nämlich trotzdem auf, und das wird umso wahrscheinlicher, je mehr Zeit das Teil im Magen verbringt. Das passiert, wenn er gut gefüllt ist. Er lässt dann größere Teile nicht durch. »Größer« heißt in diesem Fall: alles über zwei Millimeter. Solange die Portion Spaghetti bolognese zu bearbeiten ist, darf die Tablette nicht am Magenpförtner vorbei. Sie wird bei jedem Versuch, in den Dünndarm zu gelangen, unsanft durch die Verdauungsbewegungen des Magens zurückgeschleudert.

Anders verhält es sich, wenn der Magen leer ist. Dann darf die Tablette den Pförtner sofort passieren. In der Praxis heißt das für Sie: Solche Tabletten müssen nüchtern geschluckt werden, sonst verlieren sie ihre Wirkung.

Wie können Sie erkennen, ob Ihr Medikament in magensaftresistenter Form vorliegt?

Lesen Sie in der Packungsbeilage nach, ob Ihr Medikament diesen Zusatz hat:

- Magensaftresistente Dragees (DRM)
- Magensaftresistente Filmtabletten (FRM)
- Magensaftresistente Kapseln (KMR) oder magensaftresistente Hartkapseln (HKM).

Das bedeutet dann für Sie: nüchtern einnehmen!

Die Einnahme auf leeren Magen ist bei Kapseln, die magensaftresistente Pellets enthalten, weniger wichtig. Die Kapselhülle selbst löst sich im Magen relativ zügig auf und gibt die kleinen säurefesten Arzneistoffpellets frei. Die sind kleiner als zwei Millimeter und können sich somit erfolgreich am Pförtner vorbeimogeln. Solche Kapseln heißen (Hart-)Kapseln mit magensaftresistent überzogenen Pellets, oder kurz: KMP.

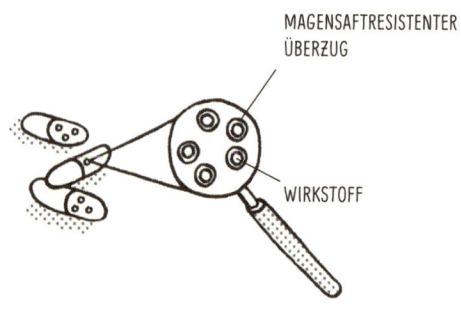

MAGENSAFTRESISTENTER
ÜBERZUG

WIRKSTOFF

WINZIGE MAGENSAFTRESISTENTE WIRKSTOFF-PELLETS IN EINER KAPSEL

Wenn es mal länger dauern soll

Ganz egal, um welche chronische Erkrankung es sich handelt: Erstaunlich viele Patienten nehmen das mit der Therapietreue nicht so ernst. Dreimal am Tag? Wenn nix wehtut? Och … Und genau für diese Fälle wurden Darreichungsformen mit verlängerter Wirkstofffreisetzung erfunden. Auch bekannt unter dem Namen »Retard-Arzneiformen«. Retard bedeutet: verzögert wirkend. Der Retardierungsprozess führt zu einer verzögerten, gleichmäßigen Freisetzung des Wirkstoffs.

Es gibt unterschiedliche Methoden der Retardierung. Wenn es Sie interessiert, hier ein Beispiel: das orale osmotische System (OROS).

Solche Systeme funktionieren nach dem Prinzip Verkehrsstau: Die Arzneistoff-Teilchen werden in eine Tablettenhülle gepackt. Diese Hülle ist von einer Schicht umgeben, die nur in einer Richtung flüssigkeitsdurchlässig ist. Das nennt man eine semipermeable Membran. Mit einem Laser wird ein winzig kleines Löchlein in die Hülle gebohrt, die für die Wirkstoffteilchen der einzige »Fluchtweg« aus der Tablette ist. Landet die Tablette im Verdauungstrakt, strömt Flüssigkeit durch die semipermeable Membran in das Tabletteninnere. Für die Arzneistoffteilchen wird es eng, und die Motivation, nach draußen zu kommen, ist entsprechend hoch. Weil es aber nur einen Ausgang gibt, müssen die Arzneistoffteilchen immer schön nacheinander gehen. Und das dauert. Und wenn ich jetzt noch mal so drüberlese, klingt es eher nach Prinzip Massenpanik.

Bitte keine Panik, wenn Sie in Ihrem Stuhlgang eine komplette Tablette entdecken! Das ist lediglich die formstabile, leere Hülle der OROS-Tabletten. Es ist darin kein Wirkstoff mehr enthalten.

Die Wirkung solcher Tablettensysteme dauert länger an, und das Arzneimittel kann deswegen seltener eingenommen werden. Also zum Beispiel nur noch einmal täglich statt dreimal. Retard-Arzneimittel enthalten deswegen natürlich eine deutlich höhere Wirkstoffmenge als solche ohne Retard-Wirkung. Wird die Tablette zum Beispiel durch Mörsern zerstört, wird der gesamte enthaltene Wirkstoff freigegeben. Das kann eindrucksvolle Nebenwirkungen infolge einer ungeplant hohen Dosierung nach sich ziehen. Das Zerkleinern von

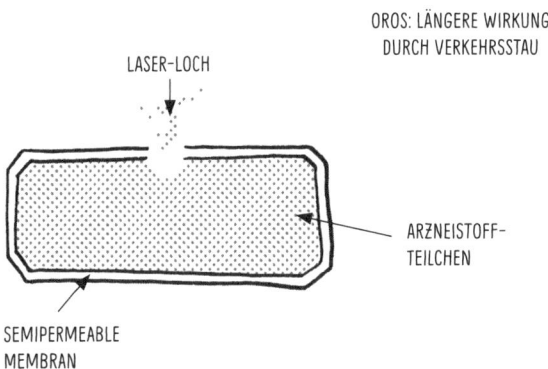

OROS: LÄNGERE WIRKUNG DURCH VERKEHRSSTAU

LASER-LOCH

ARZNEISTOFF-TEILCHEN

SEMIPERMEABLE MEMBRAN

Retard-Arzneiformen ist daher grundsätzlich höchst problematisch und nur bei einigen wenigen Medikamenten ohne negative Folgen möglich. Der Praxistipp für Sie lautet also: Teilen Sie Retard-Arzneiformen niemals ohne Rücksprache mit Ihrer Apotheke!

Vom Pulver zur Tablette oder: Pillendrehen für Anfänger

Alles Zucker

Die Basis einer jeden Tablette, Kapsel, Pille oder eines Dragees ist im Normalfall ein Pulvergemisch aus dem eigentlichen Wirkstoff und einer variablen Anzahl an Hilfsstoffen.

Solche Pulvergemische müssen ganz bestimmte Voraussetzungen erfüllen, damit mit jeder Tablette wirklich immer dieselbe Menge an Wirkstoff in den Körper gelangt. Stellen Sie sich mal vor, das wäre gerade im Fall von Arzneimitteln gegen Bluthochdruck nicht gesichert! Was wäre das für eine anstrengende Berg-und-Tal-Fahrt.

Üblicherweise stammen die Arzneimittel in unseren Hausapotheken aus industrieller Fertigung. Eine Charge (das ist eine Produktionseinheit) umfasst meist mehrere Tonnen Tabletten, und daher überrascht es nicht, dass hier ein besonderes Augenmerk auf eine äußerst gleichmäßige Verteilung des Wirkstoffs in der Mischung gelegt wird. Sie streben beim Backen Ihres Geburtstagskuchens ja auch eine ebenmäßige Verteilung aller Zutaten im Teig an, damit alle Gäste Rosinen abbekommen.

Um ein optimales Pulvergemisch zu bekommen, müssen die einzelnen Pulverbestandteile also einige wesentliche Eigenschaften besitzen. Die wichtigste Stoffeigenschaft ist die sogenannte Korngröße. Die Korngröße darf sich nämlich nur in einem bestimmten, definierten Bereich befinden. Nicht zu groß und nicht zu klein. Dabei reicht es aber nicht aus, dass alle Pulverkörnchen gleich groß sind, wie man vielleicht annehmen möchte.

Wie wäre es mit einem Experiment?

Stellen Sie sich die gängigen Korngrößen von Zucker vor: Es gibt Puderzucker, feinen Kristallzucker (das ist der, den Sie üblicherweise in Ihren Kaffee oder zum Backen nehmen) und »stückigen«, unregelmäßig geformten Kandiszucker. Sagen wir mal, der Zucker spielt in unserem Beispiel den Wirkstoff in einer Tablette. Das Mehl ist ein Hilfsstoff, der hinzugefügt werden muss, um den Zucker in die richtige Form zu bringen. Welchen Zucker würden Sie bevorzugen, um zusammen mit dem Mehl eine homogene Mischung herzustellen, die gleichzeitig auch noch schön in die Pressförmchen fließen kann?

Wenn Sie den Kandiszucker wählen, sollten Sie das Ganze noch einmal überdenken oder, noch besser, einfach mal ausprobieren. Ich warte hier so lange. Fertig? Nicht zufriedenstellend, oder?

Wenn Sie sich für den Puderzucker entscheiden, liegen Sie zumindest richtig, was die gleichmäßige Mischbarkeit von Mehl und Puderzucker betrifft. Die Korngröße ist bei beiden ja ähnlich. Allerdings werden Sie mit der Fließfähigkeit nicht zufrieden sein. Das ist nämlich die zweite wichtige Stoffeigenschaft von Pulverbestandteilen. Eine gute Fließfähigkeit ist der Schlüssel für die automatisierte Einzeldosierung, also das Herstellen einzelner Tabletten, die alle haargenau dieselbe Zusammensetzung haben. Schließlich wollen wir weder Klumpen in unseren Tabletten noch – viel schlimmer – eine schwankende Wirkstoffmenge!

Ich gehe davon aus, Sie füllen Ihren Zuckerstreuer aus gutem Grund nicht mit Puderzucker, da Ihnen dessen Fließvermögen unzureichend erscheint.

Und da haben wir das Geheimnis auch schon gelüftet! Der Kristallzucker kann alles, was wir erwarten: Er ist feinkörnig genug, um sich mit dem Hilfsstoff Mehl gut zu mischen, und gleichzeitig groß genug, um ordentlich fließen zu können.

Zucker ist also nicht gleich Zucker, und genauso ist Wirkstoff nicht immer gleich Wirkstoff. Ein und dieselbe Substanz kann ganz unterschiedliche Eigenschaften besitzen!

Aber nicht nur Korngröße und Fließfähigkeit entscheiden, ob ein Pulver zur Tablette werden kann. Andere Faktoren spielen ebenfalls eine Rolle, wie beispielsweise die Feuchtigkeit einer Substanz. Denken Sie an die unterschiedlichen Eigenschaften von feuchtem Sand und trockenem Sand.

Und um es noch ein wenig komplizierter zu machen, gibt es zusätzlich den Müsli-Effekt. Sie haben richtig gelesen.

Haben Sie gerade eine gut gefüllte Müsli-Packung zur Hand? Sieht vermutlich etwa so aus: unten die Haferflocken, im Mittelfeld die Nüsse, und die bunten Fruchtstückchen schwimmen obenauf. Auf Pharmazeutisch-Technologisch nennt man das »Entmischungstendenz«. Feststoffe wollen nicht gerne gemischt werden. Selbst wenn sie eine genau gleiche Korngröße aufweisen, gibt es schwere und leichtere Teilchen, denen es besser gefällt, jeweils unter sich zu bleiben.

Der gute alte Mörser ist übrigens bei der Herstellung in der Apotheke noch immer das geeignete Werkzeug, um ein Pulver auf die gewünschte Korngröße von unter einem Millimeter zu bringen. Das braucht einen intakten Bizeps und etwas Geduld, funktioniert aber gut.

In der pharmazeutischen Industrie läuft es weniger schweißtreibend ab. Dort wird die Arbeit zumeist von Luftstrahlmühlen erledigt. Die Pulverteilchen werden mittels Luftstrahl auf ungefähr Schallgeschwindigkeit gebracht, prallen aufeinander und zerkleinern sich dabei gegenseitig. So ein Pulverteilchen nimmt also ordentlich was auf sich, bevor es sich um Ihre Kopfschmerzen kümmern kann. Etwas Dankbarkeit wäre an dieser Stelle durchaus angebracht.

Zukunftsmusik: Drucken statt Pressen und andere Kuriositäten

Mit einem 3-D-Drucker lässt sich ja allerlei Sinnloses herstellen. Geben Sie einfach mal »Was kann ein 3-D-Drucker« in Ihre Internet-Suchmaschine ein, und Sie werden staunen, was man alles nicht braucht. Wenn es nach dem britischen Unternehmen FabRx geht, wird es allerdings in absehbarer Zeit ein wirklich interessantes Einsatzgebiet geben: Aus den Druckerdüsen soll ein fix und fertiges Medikament kommen, das dem Patienten nicht nur eine maßgeschneiderte Dosis bietet. Er soll seine Pille auch noch zu Hause selbst ausdrucken können. Beam me up, Scotty!

Aber warum will man eigentlich Arzneimittel aus dem Drucker haben?

Mittels 3-D-Drucker könnte man Tabletten mit individueller Dosierung drucken. Anpassungen könnten so sehr zielgerichtet vorgenommen werden, und die umständliche und ungenaue Tablettenteilerei wäre auch vom Tisch. Man könnte sogar eine »Polypille« drucken, die sämtliche Medikamente eines Patienten in der jeweils richtigen Dosis in einer einzigen Pille enthält!

James Norman von der Amerikanischen Arzneimittel-Zulassungsbehörde FDA bringt es auf einen einfachen Nenner: »Es ist einfacher, ein digitales Design zu verändern als die physische Ausrüstung.« Mit anderen Worten: Drucker

lassen sich programmieren, der menschliche Organismus
nicht.

Wie das allerdings mit der Herstellung zu Hause funktionieren kann, ist mir im Augenblick noch schleierhaft und
macht mich – und Sie vermutlich ebenso – eher skeptisch.
Man braucht nicht besonders viel Fantasie, um problematische Punkte zu erkennen. Allerdings kann ich mir gut vorstellen, dass in Apotheken zukünftig Mörser und Pistill vom
3-D-Drucker abgelöst werden. Vorerst müssten Apotheken-
kunden aber ein bisschen mehr Zeit mitbringen: Bis eine
fertige Tablette aus dem Drucker purzelt, braucht eine Dru-
ckerdüse im Moment noch mindestens drei Minuten. Zum
Vergleich: Eine industrielle Tablettenpresse spuckt ungefähr
alle zwei Sekunden eine Tablette aus.

Wie so oft ist man im Land der unbegrenzten Möglichkeiten bereits einen Schritt weiter. Bereits im August 2015 hat
die FDA die Zulassung für das Anti-Epileptikum Spritam®
erteilt – die erste Arzneiform, die aus dem 3-D-Drucker
kommt. Der besondere Vorteil dieses Arzneimittels ist die
superschnelle Auflösung der Tablette im Mund: Gerade mal
elf Sekunden dauert es, bis sie zerfallen ist. Für Patienten mit
Schluckproblemen ein echter Segen.

Ein anderes Produkt des galenischen Erfindungsreichtums
der schönen neuen Welt könnte man durchaus als Schluck-
Spion bezeichnen: digitale Pillen, die die Therapietreue von
Patienten überwachen können, indem sie die erfolgte Einnahme in einer Cloud speichern und auf das Smartphone
übertragen. Wie das funktioniert? Haben Sie schon einmal
eine Kartoffelbatterie gebaut? Ganz ähnlich läuft das hier
auch ab: Die Pille enthält Kupfer und Magnesium und erzeugt beim Kontakt mit der Magensäure eine winzig kleine
Menge Strom, woraufhin ein Signal an ein Pflaster weiter-
geleitet wird, das der Patient auf der Haut trägt. Das Pflaster

leitet die Information an das Smartphone des Patienten weiter. Und mit dessen Einverständnis erhält auch der behandelnde Arzt eine Benachrichtigung über die erfolgreiche Einnahme.

Das klingt erst mal ziemlich abgefahren, und man könnte sich – zu Recht – beängstigende Szenarien ausdenken. Krankenkassen könnten zum Beispiel ein Interesse daran haben, ihren Versicherten mit mangelnder Einnahmedisziplin die Beiträge zu erhöhen.

Die Idee hinter diesen Pillen ist jedoch eine andere. Viele Patienten nehmen ihre Medikamente nicht besonders zuverlässig ein, wenn sie gerade keinen Leidensdruck verspüren. Den meisten Bluthochdruck-Patienten geht es mit etwas mehr Kesseldruck sogar recht gut, sie fühlen sich fit und vital. Auf längere Zeit gesehen kann Bluthochdruck jedoch töten. Diese Patienten könnten von einem solchen System vielleicht profitieren, wenn es zur Motivation eingesetzt würde. Vielleicht könnte man ja für jede korrekte Einnahme Bonus-Punkte bei einem der bekannten Punkte-Systeme sammeln und ab und zu eine Körperfettwaage oder ein Messerset ergattern?

Die einzige derartige Überwachungspille, die im Augenblick auf dem Markt ist (in den USA), ist ein Neuroleptikum für Patienten mit bipolaren Störungen und Schizophrenie. Bei beiden Erkrankungen treten Phasen auf, in denen die Patienten die Einnahme ihrer Medikamente manchmal als überflüssig empfinden. In einer manischen Phase im Rahmen einer bipolaren Störung oder während einer schizophrenen Wahnvorstellung steht das Tablettenschlucken halt nicht immer ganz oben auf der To-do-Liste. Das ist nicht dem Unwillen des Patienten, sondern dem Wesen der Erkrankung zuzuschreiben. Patienten hätten, laut Hersteller, so die Möglichkeit, die Medikamenteneinnahme selbst besser im Auge zu behalten. Eine erzwungene Einnahme sei ohnehin recht-

lich nicht möglich, und außerdem könne der Patient das
»Meldepflaster« jederzeit selbst entfernen.

Sachen gibt's!

Der Strohhalm, an den sich Eltern gerne klammern würden

Da hatte jemand mal eine wirklich interessante Variante für
Menschen mit Schluckstörungen erfunden, und dann war's
wieder zu teuer!

Mein Sohn hatte sich im Kindergartenalter Scharlach eingefangen, um ein Antibiotikum kamen wir also nicht herum.
Sohnemann verzog nicht einfach nur das Gesicht. Mein Vier-
jähriger hatte sehr genaue Vorstellungen davon, wie ein lecke-
rer Saft zu schmecken hatte, und das künstliche Himbeeraro-
ma traf sie nicht. Es war ein Theater, das seinesgleichen suchte.
Nur so viel: Das Kind war nicht die einzige Person im Raum,
die geweint hat. Ach, hätte ich mich doch an diesen Strohhalm
klammern können: den XStraw®! XStraw® ist ein Plastik-
trinkhalm, der mit winzigen Arzneistoff-Kügelchen befüllt
ist. Der Patient – und dieses System ist bei weitem nicht nur für
Kinder interessant – saugt ein Getränk, das ihm schmeckt und
das sich mit dem Arzneistoff verträgt, durch den Halm. Und
nimmt dabei ganz nebenbei sein Arzneimittel ein, ohne seine
Geschmacksknospen belästigen zu müssen.

Weiterer Nebeneffekt: Man könnte auf die vielen Farb-,
Geschmacks- und Konservierungsstoffe verzichten, die in
Kindersäften üblicherweise großzügig eingesetzt werden.
Außerdem würde das lästige Anmischen der Antibiotika-
Trockensäfte zu Hause wegfallen.

In jeder Hinsicht also eine nervenschonende Angelegenheit! Den Krankenkassen war es das allerdings nicht wert.

Das Arzneimittel im Trinkhalm war teurer als vergleichbare Antibiotika für Kinder, und deshalb mussten Eltern für diese Erleichterung zuzahlen. Und diese waren dazu nicht bereit. Deshalb ist das Antibiotikum im Trinkhalm wieder vom Markt verschwunden.

»Haben Sie diese Tabletten auch in vegan?« oder: Andere Länder, andere Pillen

Ein Löffelchen für ...

In der Apotheke werden wir mit den unterschiedlichsten Fragestellungen konfrontiert. Diese drehen sich häufig um die geeignete Selbstmedikation etwa bei Erkältungskrankheiten oder um die korrekte Anwendung eines vom Arzt verordneten Asthmasprays. So weit also kein Problem. Schwieriger wird es für uns, wenn eine Kundin oder ein Kunde wissen möchte, ob das gewünschte Arzneimittel vegan ist. Oder halal. Vielleicht gehören Sie zu den ungefähr 20 Prozent der Menschen in Deutschland, die Laktose, also Milchzucker, nicht so gut vertragen? Wenn ja, haben Sie in der Apotheke vielleicht schon mal um ein laktosefreies Medikament gebeten.

Ob vegan, halal oder laktosefrei: Das Problem liegt (meist) nicht im jeweiligen Wirkstoff des Medikaments. Es sind die Hilfsstoffe, die benötigt werden, um aus einem Wirkstoffpulver eine Tablettenform herzustellen. Aber warum muss so ein Wirkstoff denn unbedingt in Form gebracht werden? Warum können wir nicht einfach ein Teelöffelchen davon einnehmen? Oder eine Messerspitze, damit es nicht zu viel wird?

Ein Wirkstoff alleine ist noch kein einnahmefähiges Medikament. In früheren Zeiten war es zwar durchaus üblich, Arzneistoffe in Form eines Pulvers zu verkaufen, das dann mithilfe eines Löffels eingenommen wurde. Allerdings kam es häufig zu Unter- bzw. Überdosierungen. Ein Löffel voll ist nicht gleich ein Löffel voll. In älteren Kochbüchern findet man noch die Angabe: 1 Teelöffel = 7,5 Milliliter. Heutige Teelöffel fassen nicht einmal mehr ganze 5 Milliliter.

Medikamente werden heutzutage einzeldosiert, wo immer das möglich ist. So ist gewährleistet, dass wir mit jeder Einnahme exakt die gleiche Wirkstoffmenge zu uns nehmen.

Um eine Tablette herstellen zu können, brauchen wir Hilfsstoffe. Hilfsstoffe geben dem Medikament seine charakteristische Form oder auch eine auffällige Farbe. Oder sie dienen als Füllstoff, wenn die Wirkstoffmenge zu gering wäre, um eine Tablette daraus formen zu können.

Der Wirkstoff alleine kann eventuell nicht lange genug haltbar sein, sodass er hier Unterstützung durch einen Hilfsstoff braucht. Oder der Wirkstoff selbst schmeckt so eklig, dass man ihn verpacken muss, um das Schlucken erträglich zu machen. Oder man will erreichen, dass der Arzneistoff langsamer in das Blut aufgenommen wird oder dass er länger im Körper verweilt. Oder die Tablette soll sich nicht schon im Magen, sondern erst im Dünndarm auflösen. Gründe für Hilfsstoffe gibt es also mehr als genug!

Und: Ein- und derselbe Wirkstoff wird häufig in verschiedenen Zubereitungen benötigt. Während die Mama ihr Kopfschmerzmedikament als Tablette schlucken kann, braucht das Baby bei Schmerzen und Fieber ein Zäpfchen oder einen Saft. In bestimmten Fällen muss der gleiche Arzneistoff per Injektion gegeben werden. Zum Beispiel dann, wenn eine ganz besonders schnelle Wirkung vonnöten ist.

Zum Glück gibt es Kollegen, die sich mit nichts anderem befassen als mit der besten Komposition eines Arzneistoffs und den notwendigen Hilfsstoffen: Für die Entwicklung verschiedenster Darreichungsformen sind die pharmazeutischen Technologen zuständig.

Einige Hilfsstoffe sind besonders beachtenswert.

Au Schwarte!
Wofür wird Gelatine verwendet?

Die Frage, ob Ihr Arzneimittel Gelatine enthält, ist für Sie vor
allem dann von Interesse, wenn Sie vegetarisch oder vegan
leben oder wenn Ihr Glaube in dieser Hinsicht bestimmte
Regeln vorschreibt. Natürlich gibt es auch zu diesem Thema
wissenschaftliche Studien. Forscher des Universitätskranken-
hauses in Manchester haben 500 ihrer Patienten – von denen
200 angaben, auf Fleisch und Stoffe vom toten Tier zu verzichten – einige Fragen zum Thema gestellt. 90 Prozent der
200 Teilnehmer würden lieber Arzneimittel ohne tierische
Bestandteile anwenden, aber bemerkenswerterweise hatten
nur 20 Prozent danach gefragt. Mehr als 50 Prozent der Ärzte
hatten keine Ahnung, ob die von ihnen verschriebenen Medikamente Gelatine enthielten.

Warum ist Gelatine so problematisch?

Für die pharmazeutische Industrie hat Gelatine zahlreiche
Vorteile. Gelatine ist relativ indifferent. Das heißt, sie ist anderen Stoffen gegenüber ziemlich unempfindlich und tut auch
anderen Substanzen, wie zum Beispiel einem Arzneistoff,
nichts. Auch in unserem Organismus verhält sich Gelatine
neutral. Das allergische Potenzial ist äußerst gering. Sie hilft
sogar, dass wir Kapseln oder mit Gelatine überzogene Tabletten leichter schlucken können, weil sie durch das Benet-
zen mit Speichel leicht glitschig werden. Vegetariern und
Veganern dürfte diese Information allerdings eher im Halse
stecken bleiben. Einfärben kann man Gelatine übrigens auch
sehr gut. So können Verwechslungen mit anderen Tabletten
minimiert werden, und einen praktischen Lichtschutz bekommt der Arzneistoff gratis dazu. Das gefällt der Industrie
gut. Deshalb bestehen 90 Prozent aller Kapseln aus Gelatine
und nur der kleine Rest aus einer Alternative, der Hydroxy-

propylmethylcellulose. Klingt gefährlich, ist aber rein pflanzlich.

Ein Großteil (etwa 80 Prozent) der in Europa produzierten Gelatine stammt vom Schwein, genauer gesagt aus der Schweineschwarte. Der Rest wird aus Rinderknochen und -häuten sowie Fischabfällen gewonnen. Gelatine-haltige Arzneimittel sind also weder für Vegetarier noch für Veganer geeignet. Die Forscher aus Manchester plädieren übrigens für ein entsprechendes Siegel für »vegane Arzneimittel«. Ich halte das für eine gute Idee. Es macht die Angelegenheit für den Verbraucher doch um einiges transparenter.

Laktose: Wenn es im Darm »muh« macht

»Ja!« werden jetzt einige unter Ihnen aufjubeln. »Endlich eine Apothekerin, die mich ernst nimmt! Und die mir glaubt, dass ich meine Tabletten nicht vertrage, weil sie Laktose enthalten!« Erstens: Ja! Unbedingt! Zweitens: Nein. Denn so einfach ist das nicht. Das Thema Laktoseintoleranz oder weniger hochgestochen Milchzuckerunverträglichkeit ist ein weites Feld und teils erstaunlich emotional besetzt. Aber wir sind ja hier zusammen, um unser Wissen über Arzneimittel zu füttern. Und ob wir dabei auf Milchzucker verzichten müssen oder nicht, schauen wir uns jetzt mal an.

Was ist Laktose überhaupt? Der sogenannte Milchzucker besteht aus zwei fest zusammenhängenden Zuckermolekülen: Glukose und Galaktose. Um diese Zucker zur Energiegewinnung nutzen zu können, muss unser Körper die beiden erst einmal trennen. Gemeinsam passen sie nämlich nicht durch die Transport-Türchen im Darm. Die »Schere« dafür ist das Enzym Laktase, das sich im Bürstensaum unseres

Dünndarms befindet. Bis auf ganz wenige Ausnahmen kommen wir alle mit einer recht guten Laktaseausstattung zur Welt. Das trifft sich gut, denn als Säugetiere sind wir die ersten Monate unseres Lebens auf eine problemlose Milchverdauung angewiesen.

Ab dem zweiten Lebensjahr stumpft die Laktase-Schere bei den meisten Menschen ab und verliert einen Teil ihrer Aktivität. Das führt dazu, dass der Dünndarm einiger Erwachsener den Milchzucker nicht mehr gut verdauen kann. Glukose und Galaktose bleiben bei ihnen größtenteils ein unzertrennliches Paar. Im Dickdarm machen sich dann die dort ansässigen Bakterien über die Laktose her und vergären sie. Schmerzhafte Blähungen und unangenehmes Rumoren sind die Folgen, meist schon eine viertel Stunde bis zwei Stunden nach dem Genuss laktosehaltiger Nahrungsmittel. Unverdaute Laktose geht im Darm auch gerne eine Verbindung mit Wasser ein, deshalb kann es zu Durchfällen kommen. Viele Menschen leiden zusätzlich noch unter Kopf- oder Gelenkschmerzen und Herzklopfen.

Ob wir Milchzucker gut verdauen können oder nicht, hängt sehr von unserer Heimat und der unserer Vorfahren ab. Dort, wo Milch traditionell zum täglichen Speiseplan gehört, verträgt man sie besser. In Skandinavien leiden beispielsweise nur zwei Prozent der Bevölkerung unter einer Laktoseintoleranz, während es in Süditalien über 70 Prozent sind. Asien liegt mit über 90 Prozent an der Spitze. In Deutschland kommen wir auf immerhin 20 Prozent. Nicht immer ist unsere Herkunft schuld, manchmal ist eine Milchzuckerunverträglichkeit auch eine Folge entzündlicher Darmerkrankungen oder von Darm-Operationen.

Milchzuckerunverträglichkeit ist übrigens keine Modeerscheinung: Auch Ötzi war laktoseintolerant!

Was können Sie tun, wenn Sie den Verdacht haben, unter einer Laktoseintoleranz zu leiden? Bitte suchen Sie als Erstes Ihren Arzt auf! Auch bei eindeutigen Symptomen könnten andere (Darm-)Erkrankungen dahinterstecken. Die Diagnose kann relativ sicher und einfach mittels eines Atemtests gestellt werden. Beim »Wasserstoffatemtest« trinken Sie nach zwölfstündiger Nahrungspause eine festgelegte Menge gelösten Milchzucker und atmen dann in ein Testgerät. Sollte Ihre Darmschleimhaut zu wenig Laktase herstellen und der getrunkene Milchzucker nicht verdaut werden, kann man in Ihrer Ausatemluft Wasserstoff nachweisen.

Und wenn der Test positiv ausfällt?

Wenn bei Ihnen eine Laktoseunverträglichkeit festgestellt wurde, sollten Sie milchzuckerhaltige Lebensmittel einschränken. In den allermeisten Fällen werden aber geringe Mengen Milchzucker toleriert! Die meisten Betroffenen kommen mit bis zu fünf Gramm Milchzucker gut zurecht, manche Betroffene vertragen sogar zehn bis zwölf Gramm Milchzucker über den Tag verteilt. Das entspricht immerhin einem Glas Kuhmilch. Laktose ist übrigens in der Milch fast aller Säugetiere enthalten. Ausnahmen bilden die Familie der Seelöwen und die der Walrösser. Bleiben Sie aber lieber bei laktosefreien Milchprodukten aus dem Supermarkt. Probieren Sie sich durch Produkte verschiedener Hersteller, da einige der laktosefreien Milchprodukte recht süß schmecken. Die natürlicherweise enthaltene Laktose wird in diesen Milcherzeugnissen bei der Herstellung gespalten (»hydrolysiert«), sodass aus der Laktose ein Glukose-Galaktose-Gemisch entsteht. Glukose kennen Sie auch unter dem Namen Traubenzucker, und der schmeckt süß, weswegen diese Produkte dann auch oft unangenehm süß sind.

Laktosefrei darf sich ein Nahrungsmittel immer dann nennen, wenn in 100 Gramm Produkt höchsten zehn Milligramm

Laktose enthalten sind. Schauen Sie bitte auch bei Produkten, in denen Sie keinen Milchzucker vermuten, genau auf das Etikett! Laktose macht Speisen schön cremig und wird deshalb in der Lebensmittelindustrie oft als Konsistenzverbesserer eingesetzt.

Wichtig zu wissen: Es gibt keine allgemeingültige Aussage über die Milchzuckermenge, die vertragen wird. Die persönliche Grenze muss jeder für sich selbst austesten, und vermutlich wird auch diese Schwankungen unterworfen sein.

Eine professionelle Ernährungsberatung könnte Ihnen weiterhelfen.

Lässt sich das Verzehren von Laktose nicht vermeiden, wenn Sie zum Beispiel auswärts essen oder einfach mal Appetit auf einen Becher Milchkaffee haben, können Sie das fehlende Enzym Laktase auch in Tablettenform zu sich nehmen. Laktase wird biotechnologisch durch Mikroorganismen hergestellt. Sie müssen die Laktase zur Mahlzeit in ausreichend hoher Dosierung einnehmen. Die »Stärke« der Laktase wird in FCC-Einheiten (Food Chemical Codex) ausgedrückt. 1000 FCC-Einheiten können fünf Gramm Laktose spalten. Ein Glas Milch enthält ungefähr zehn Gramm Milchzucker. Für den Milchkaffee bräuchten Sie somit 2000 FCC-Einheiten.

Laktase hat praktisch keine Nebenwirkungen. Trotzdem sollten Sie versuchen, die Laktase bedarfsgerecht zu dosieren. Zu wenig hilft wenig! Zu viel allerdings schadet. Aber nur Ihrem Geldbeutel.

Zurück zu unserem eigentlichen Thema: Hilfsstoffe in Arzneimitteln. Wofür brauchen wir Milchzucker in Tabletten und Kapseln? Hauptsächlich dient Laktose als Füllmaterial und ist zuständig für Masse und Volumen. Wirkstoffe müssen manchmal im Mikrogramm-Bereich eingenommen werden.

Das ist bei Hormonen, wie zum Beispiel Schilddrüsenhormonen, der Fall. Die erforderliche Arzneistoffmenge ist hier ohne Füllstoff schlicht zu gering, um daraus eine anwendbare Darreichungsform herzustellen. Hier kommt dann sehr oft Laktose zum Einsatz. Allerdings ist die benötige Laktosemenge pro Tablette oder Kapsel sehr klein: Pro Tablette werden nur um die 100 Milligramm gebraucht. Wenn wir das kurz überschlagen, kommen wir zu folgendem Schluss: Um fünf Gramm Milchzucker zu erreichen, müssten wir 50 Tabletten über einen Tag verteilt einnehmen. Sollte Ihr Medikationsplan das vorsehen, fragen Sie bitte dringend Ihren Arzt oder Apotheker! Sollten keine anderen Gründe dagegensprechen, wie eventuell eine vegane Lebensweise, sollten Sie sich also um den Milchzucker in Arzneimitteln keine großen Gedanken machen. Sonst kommt vielleicht der Nocebo-Effekt zum Zuge. Worum es sich dabei handelt, können Sie im nächsten Kapitel lesen.

Natürlich gibt es auch bei den pharmazeutischen Füllstoffen pflanzliche Alternativen. Eine davon ist die mikrokristalline Zellulose. Zubereitungen mit diesem Füllstoff sind auch für Veganer geeignet.

Halal oder haram?
Erlaubt ist, was nicht verboten ist

Mit über 1,8 Milliarden Muslimen weltweit ist der Islam nach dem Christentum die zweitgrößte Religionsgemeinschaft. Wenn Sie nach muslimischem Glauben leben, gelten strenge Regeln für Nahrungsmittel. Schweinefleisch und alle anderen Produkte, die aus dem Schwein gewonnen werden (Gelatine!), sind untersagt. Ebenso Alkohol. Beides sind aber gern verwendete Zusätze in vielen Medikamenten.

In den streng religiösen Ländern hat sich die pharmazeutische Industrie darauf längst eingestellt und produziert halal-
zertifizierte Arzneimittel. Halal ist das arabische Wort für
»erlaubt«. Inzwischen haben aber auch deutsche Hersteller
das Problem erkannt und bemühen sich um entsprechende
Zertifikate. Um diese zu erhalten, müssen nicht nur die verwendeten Substanzen, sondern auch die gesamte pharmazeutische Produktion halal sein. Alkohol während des Herstel-
lungsprozesses ist nur dann erlaubt, wenn er im Endprodukt
nicht mehr nachweisbar ist. Viele Hustensäfte sind daher
tabu.

Auch Laktose ist nicht zwingend halal. Da kommt es ganz
auf das Herstellungsverfahren an: Wird die Laktose mit
(tierischen) Enzymen aus der Milch gewonnen, ist sie als Zusatz nicht erlaubt. Aber das können nicht mal wir Fachleute
aus der Zutatenliste herauslesen. Wir fragen aber gerne für
Sie beim Hersteller nach! Manchmal kann man auf ein laktosefreies Produkt ausweichen. Oder auf ein halal-zertifiziertes
Medikament, das an einem Siegel erkennbar ist.

Solange es solche offensichtlichen Kennzeichen noch nicht
gibt, gilt bei lebensnotwendigen Arzneimitteln: Not bricht
Gebot.

Glauben Sie nicht alles, was Sie schlucken!

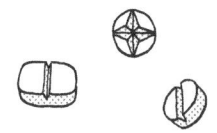

Pillen-Psychologie:
Kann das Nichts wirken?

Dieses Buch ist ein Placebo!

Garantiert wirkstofffrei, aber es wirkt trotzdem. Sogar ohne dass Sie es schlucken müssen. Denn Worte wirken: Das merkt man bereits beim bloßen Durchlesen der Packungsbeilage! Hat Sie die Aufzählung der Nebenwirkungen nicht auch schon einmal in Angst und Schrecken versetzt? Eine Krankheit soll kuriert werden, und dafür kommen möglicherweise drei neue hinzu?

28 Prozent ihrer Versicherten sind da laut einer Untersuchung der AOK skeptisch und verzichten bei Bedenken vorsichtshalber auf die Einnahme. Zahlreiche Studien zeigen: Allein das Wissen darum, welche Nebenwirkungen auftreten könnten, kann diese auch hervorrufen.

Im Rahmen von Arzneimittelstudien treten angekündigte Nebenwirkungen erstaunlicherweise auch in der Placebogruppe bei jedem Vierten auf. Die Nebenwirkungen können sogar so unangenehm werden, dass manche (Placebo-)Patienten aus der Studie aussteigen.

Wenn das auch eher die Schattenseiten des Placebo-Effekts zeigt, so hoffe ich, dass dieses Buch nur positive Auswirkungen für Sie haben wird. Denn Sie werden es sehen: Arzneimittel wirken zuverlässiger und nebenwirkungsärmer, wenn man weiß, was im Körper passiert. Und wenn man eher positive Erwartungen mit der Therapie verbindet. Und positiv an etwas herangehen ist ja in allen Lebenslagen die vorteilhaftere Variante.

Schöner Schein:
Ist der Placebo-Effekt wirklich
reine Kopfsache?

Als ich zehn Jahre alt war, wollte der Wurmfortsatz meines Blinddarms nicht länger mit mir zusammenleben. Ich fieberte, behielt nicht einmal mehr Tee bei mir, die Bauchschmerzen waren unbeschreiblich. Zumindest bis ich in der Notaufnahme angekommen war. Denn dort waren die Beschwerden wie durch ein Wunder durch den bloßen Anblick der Ärzte, die mir sicherlich gleich helfen würden, plötzlich wie weggeblasen. Der Mix aus Desinfektionsmittelgeruch und weißem Krankenhauslicht wirkte bei mir wie ein Placebo. »Wirkte wie ein Placebo?«, werden Sie jetzt fragen. Placebos wirken aber doch nicht! Ist Placebo nicht einfach eine andere Bezeichnung für *wirkungslose* Therapien?

Mittels alleiniger Gedankenkraft stärkste Schmerzen lindern? Mit etwas Einbildung das Immunsystem außer Kraft setzen? Kniebeschwerden mit einer Placebo-Operation heilen?

Das funktioniert, denn: Der Placebo-Effekt ist weitaus mehr als eine Behandlung mit winzigen wirkstofffreien Zuckerpillen. Professor Manfred Schedlowski, Placebo-Forscher an der Universität Essen, meint gar, dass sogar die Wirkung »richtiger« Medikamente zu bis zu 70 Prozent auf dem Placebo-Effekt basieren könnte.

Das hat auch bereits Hippokrates vermutet. Wenn er austherapierten Patienten kein Heilmittel mehr anbieten konnte, verordnete er Scheinmedikamente. Und die halfen erstaunlich oft.

Ganz entscheidend dabei ist die Erwartung des Patienten. Ist der Arzt optimistisch bezüglich der Therapie und stellt die

Chancen – und eben nicht die Risiken, wie Packungsbeilagen das gerne tun – in den Vordergrund, hilft das Arzneimittel gleich viel besser. In einer Zeit, in der sich Hausärzte laut der *Ärzte Zeitung* gerade mal siebeneinhalb Minuten mit einem Patienten befassen, ist diese Erkenntnis in der Praxis sicherlich schwer umzusetzen.

Auch der Preis eines Arzneimittels kann dessen Wirkung erheblich unterstützen: Je höher der Preis, umso stärker die erwartete und damit auch eintretende Wirkung.

Das Erstaunlichste ist aber, dass Placebos auch wirken können, wenn die Patienten Bescheid wissen, dass sie keine echten Medikamente zu sich nehmen. Das funktioniert aber nur dann, wenn ihnen das Prinzip des Placebo-Effekts vorher erklärt wurde.

Psychologen der Universität Basel testeten das gemeinsam mit Kollegen der Harvard Medical School an 160 Probanden. Diese wurden in drei Gruppen eingeteilt. Alle Teilnehmer sollten während des Experiments den Unterarm auf eine Wärmeplatte legen, deren Temperatur dabei langsam anstieg. Die Teilnehmer konnten den Versuch selbstständig beenden, sobald die Hitze für sie nicht mehr auszuhalten war. Der Schmerz sollte anschließend mit einer speziellen Creme gelindert werden.

Und jetzt kommt es: Jede der drei Gruppen bekam ein Placebo. Bei der ersten Gruppe wurde allerdings geschummelt. Deren Probanden waren der Meinung, dass die Creme tatsächlich einen schmerzstillenden Wirkstoff enthält.

Die zweite Gruppe bekam eine Creme, die gut lesbar mit »Placebo« beschriftet war. Die Psychologen klärten diese Teilnehmer allerdings ausführlich über den Placebo-Effekt auf. Die dritte Gruppe bekam die »Placebo-Tube« ohne weitere Hinweise.

Was, meinen Sie, ist passiert? Die Teilnehmer der Gruppen

eins und zwei hatten nach dem Auftragen der »Schmerz«-Creme tatsächlich deutlich weniger Schmerzen. Also auch diejenigen, die wussten, dass sie lediglich ein Placebo bekommen hatten, aber entsprechend informiert worden waren, berichteten von einer spürbaren Besserung. Gruppe drei hingegen klagte über deutlich stärkere Schmerzen als die anderen beiden.

Placebos wirken also, wenn man sie lässt.

Das Phänomen der Schmerzlinderung durch Placebos heißt Placebo-Analgesie (Analgesie=Schmerzlinderung, Schmerzausschaltung). Placebos können Schmerz um mindestens ein Drittel seines Ausgangswertes reduzieren! Während man in der Medizin früher annahm, dass diese Schmerzlinderung durch einen rein psychologischen Vorgang zustande kommt – also durch »Einbildung« –, können Wissenschaftler heute beweisen, dass da auch auf der Ebene der Körperchemie ganz schön was läuft.

Anti-Schmerz-Placebos wirken erstaunlicherweise an denselben Rezeptoren wie Opioide – die sind Ihnen bereits ein Begriff als äußerst starke Schmerzmittel! Nur, dass diese Opioide im Placebo-Fall nicht von außen als Medikament zugeführt werden, sondern von unserem Körper einfach kurzerhand selbst produziert werden – weil er an die Wirkung glaubt. Deswegen heißen diese Stoffe auch endogene oder körpereigene Opioide. Aber woher wissen wir, dass es sich hierbei um Opioid-ähnliche Stoffe handelt? Für die Klärung dieses Sachverhalts haben die Forscher eine Methode gefunden: Sie gaben den Probanden den Opioid-Antagonisten Naloxon. Also einen Stoff, der die Opioid-Wirkung blockiert, indem er die Opioide von ihren Rezeptoren wegschubst und sich selber draufsetzt – ohne jedoch eine Wirkung zu verursachen. Und schwupps waren die Schmerzen so schlimm wie zuvor.

Und wenn Sie sagen »Ich glaube nur, was ich sehe!«: Man kann das Placebo-Phänomen sogar in einem MRT sichtbar machen.

Einbildung ist eben doch Bildung! Und das können Sie ab sofort für Ihre Gesundheit nutzen.

Ein anderer Weg zur stofflosen Wirkung läuft über Konditionierung. Erinnern Sie sich aus der Schulzeit vielleicht noch an den sabbernden Pawlow'schen Hund? Professor Schedlowski konnte beweisen, dass das Immunsystem ähnlich konditioniert werden kann (ohne Sabbern). Ratten, die vorher ein Spenderherz erhalten hatten, bekamen von ihm ein Immunsuppressivum (ein Mittel, dass das Immunsystem unterdrückt, damit das fremde Organ nicht abgestoßen wird), gemischt mit Süßstoff. Nach einiger Zeit bekamen die Ratten nur noch Süßstoff. Trotzdem hat das Immunsystem der Ratten so reagiert, als würde es weiterhin mit dem immunsupprimierenden Wirkstoff behandelt.

Wenn Hund und Herrchen sich ähneln: Placebo by Proxy

Placebos wirken übrigens auch bei Tieren. Lesen Sie Ihrem Hund dieses Kapitel ruhig mal vor. Er muss nicht mal verstehen, um was es geht. Es reicht vollkommen, wenn Sie das tun. Er wird nämlich Ihre positive Erwartung spüren. Sind Sie bezüglich der Gesundung zuversichtlich gestimmt, wirkt sich das auch auf Bello aus. Dieses Phänomen nennt man Placebo by Proxy, und es kann auch bei Säuglingen und Kleinkindern beobachtet werden.

Die dunkle Seite der Macht:
Der Nocebo-Effekt

Haben Sie schon einmal von Derek Adams gehört? Der Arme hatte nach einem schlimmen Streit mit seiner Freundin beschlossen, seinem Leben ein Ende zu setzen. Der 26-Jährige litt auch unter Depressionen und hatte vom Arzt entsprechende Medikamente verordnet bekommen. Kurzerhand schluckte er alle in der Packung verbliebenen Tabletten: 29 Stück. Es dauerte nicht lange und der Kreislauf versagte: Adams zitterte heftig und brach zusammen. Er kam in die Klinik, wo die Ärzte der Intensivstation Mühe hatten, den Patienten zu stabilisieren. Nach einer so hohen Antidepressivum-Dosis ist das auch nicht weiter verwunderlich, werden Sie jetzt vielleicht sagen. Ich habe Ihnen ja auch noch nicht verraten, dass Adams an einer Arzneimittelstudie teilgenommen hatte. Und dort zur Placebo-Gruppe gehörte. Als die Ärzte ihm das mitteilten, war er innerhalb von 15 Minuten wieder pumperlgsund, wie man bei uns in Bayern sagen würde.

Was ist hier passiert? Im Grunde das, was wir schon vom Placebo-Effekt kennen: Die Erwartung wurde erfüllt. Dieser eher pessimistische Bruder des Placebo-Effekts heißt Nocebo. Auch das kommt aus dem Lateinischen und heißt übersetzt »ich werde schaden«.

Worte besitzen Macht, ohne Zweifel. Aber sollte man Patienten aus diesem Grund Nebenwirkungen verschweigen? Nein, denn Patienten haben ein Recht auf die vollständige Aufklärung über Risiken und Nebenwirkungen. Wie wäre es stattdessen mit einer patientenfreundlicheren Packungsbeilage?

Manchmal machen kleine Umformulierungen schon einen großen Unterschied: »Mehr als 90 Prozent der Patienten be-

kommen durch dieses Arzneimittel KEINE Kopfschmerzen«, klänge doch gleich viel positiver als »Häufig treten
Kopfschmerzen auf«.

Der Name der Dose oder: Wirkt bereits der Name des Arzneimittels gegen Bauchweh?

Arzneimittelnamen: Eine Wissenschaft für sich

Sie haben sich einen Magen-Darm-Infekt eingefangen. Der Bauch krampft und grummelt vor sich hin. Sie suchen deshalb Ihre Hausarztpraxis auf, die Sie mit einem Rezept über »Ribozoxtlitp, 2 Tabletten täglich einzunehmen« in Richtung Apotheke verlassen. Wieder zu Hause angekommen, überlegen Sie, ob Sie die Einnahme tatsächlich riskieren möchten. Allein der Name des Arzneimittels lässt doch schon mutmaßen, dass es haufenweise gefährliche Nebenwirkungen geben wird, oder nicht?

Arzneimittel haben häufig komplizierte Namen. Oft sind noch geheimnisvolle Kürzel wie »FAST«, »MUPS« oder »ZOK« angehängt, die ebenfalls nicht dazu geeignet sind, unser Vertrauen zu stärken. Was also tun? Geht man das Risiko ein und schluckt das Wortungetüm oder hält man das bisschen Bauchweh aus? Liegt es etwa auch an seinem Namen, wie ein Medikament auf und in uns wirkt? Macht es einen Unterschied, ob das Arzneimittel als Zungenbrecher daherkommt oder eine gut verständliche Bezeichnung trägt? Eine Kölner Forschungsgruppe um die Psychologin Simone Dohle hat sich damit beschäftigt und sagt: na klar!

Und so lief der Versuch ab: 70 Probanden sollten sich einen Magen-Darm-Infekt einbilden und hatten zur Behandlung unterschiedliche Medikamente zur Auswahl. Unter anderem auch das oben erwähnte »Ribozoxtlitp«. Ribozoxtlitp hat übrigens weder Nebenwirkungen noch überhaupt eine Wirkung. Wie bei dem ebenfalls getesteten »Fastinorbin« handelt es sich um eine fiktive Bezeichnung für ein nicht existentes Arzneimittel, um dessen Bewertung Simone Dohle die Versuchsteilnehmer bat. Wie sind diese damit umgegangen? Und wer erfindet eigentlich die bizarren Namen für Medikamente?

Medikamente werden meist nicht nach ihrem Wirkstoff benannt. Der Wirkstoff/Arzneistoff bekommt bereits bei seiner »Erfindung« einen mehr oder weniger rationellen, wissenschaftlichen Namen. Man spricht hier vom Internationalen Freinamen, der mit »INN« abgekürzt wird (International Nonproprietary Name). Ein anderer Ausdruck ist »generischer Name«.

Der Name des Präparats, das in den Handel gebracht wird, also der fertigen Tablettenschachtel, unterscheidet sich oft vom Wirkstoffnamen. Den Wirkstoff Acetylsalicylsäure können Sie beispielsweise unter dem Namen Aspirin® in der Apotheke kaufen.

Für die Taufe von Medikamenten gilt in Deutschland die »Leitlinie zur Bezeichnung von Arzneimitteln«, die wiederum auf EU-Regularien basiert. Durch die Einhaltung bestimmter Standards sollen Verwechslungen, Irreführungen und Fehlanwendungen oder Missbrauch ausgeschlossen werden.

Wenn Sie sich also eine Packung eines beliebigen Arzneimittels aus Ihrer Hausapotheke ansehen, sollten Sie darauf immer Folgendes erkennen können:

- die Bezeichnung des Präparats (z. B. »Schlaufix forte«),
- die Stärke (z. B. »10 mg«),
- die Darreichungsform (z. B. »Lutschtabletten«)
- und, falls nötig, Informationen über den Anwenderkreis (z. B. »für Kinder von 6 bis 12 Jahren«).

In alten Arzneimittelverzeichnissen entdeckt man geradezu putzig anmutende Bezeichnungen. Aber: Die Namen waren überwiegend verständlich und nachvollziehbar. »Antimarin« gegen Seekrankheit und »Blutbanner« zur Blutstillung finden sich in »GEHEs Codex der Bezeichnung von Arzneimitteln, kosmetischen Präparaten und wichtigen technischen Produkten« von 1920. Oder »Hustol« und »Erektol«, deren Anwendungsgebiete ja wirklich keiner weiteren Erklärung bedürfen. Oder die »Pragmetten« gegen Schmerzen aller Art. Sehr pragmatisch gedacht. Einen Fehlgriff bei der Namensgebung tat man damals allerdings bei dem Wirkstoff Diacetylmorphin, das mit dem klangvollen Namen Heroin bedacht wurde. Heroin (von griechisch herois = heldenhaft) wurde von Bayer ab 1898 als gut verträgliches und nicht süchtig machendes Schmerz- und Hustenmittel verkauft.

Vier Jahrzehnte später (Gehes Codex 1964) wurde eine andere Form der Namensgebung modern. Die Verwendung von Vorsilben, die einen Hinweis auf die Indikation gaben, wurde beliebt. Bezeichnungen wie »Dolormin« (von lateinisch dolor = Schmerz) oder »Akne-Ex« sind immer noch gut logisch nachzuvollziehen.

Eine Mode jüngerer Vergangenheit ist die Vorliebe für wohlklingende Frauennamen. Es gibt zum Beispiel orale Kontrazeptiva (die »Pille«) mit den lieblichen Namen Petibelle® oder Yasmin®. Oder ein Mittel gegen Bluthochdruck, das Carmen® heißt.

Genauso, wie GEHEs Codex heute nicht mehr existiert (heute blättert man – digital oder analog – in der Roten Liste®), ist diese Art der Namensgebung nicht mehr üblich. Heute heißen Mittel gegen Gelenkschmerzen nicht mehr Rheumatol, sondern Arcoxia® (Wirkstoff: Etoricoxib). Und ja, auch Ribozoxtlitp wäre durchaus im Bereich des Möglichen.

Aber was hielten eigentlich unsere Versuchspersonen von Ribozoxtlitp? Oder vom ebenfalls getesteten Fastinorbin? Wahrscheinlich haben Sie bereits eine Vermutung: Ribozoxtlitp wurde mit Skepsis betrachtet, während Fastinorbin als eher mild eingestuft wurde. Bemerkenswerterweise wurde bei beiden Präparaten die jeweilige Dosierung von den Probanden eigenmächtig verändert. Das potenziell gefährlichere Ribozoxtlitp wurde unterdosiert, während man sich bei Fastinorbin großzügiger zeigte.

Dieses Phänomen hat einen Namen: Verarbeitungsflüssigkeit.

Wir haben es gern bequem. Was sich leichter lesen (und aussprechen!) lässt, dem wird eher zugestimmt.

Simone Dohle spricht sich übrigens dafür aus, dass Arzneimittel, die tatsächlich starke Nebenwirkungen aufweisen, kompliziertere Namen erhalten sollten. Vielleicht könne so die Gefahr von Überdosierungen verhindert werden.

5

Die ultimative Hausapotheke leicht gemacht

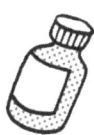

Warum Arzneimittel im Badezimmer nichts verloren haben

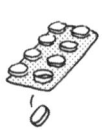

Zwei oder drei Schachteln mit abgelaufenen Tabletten, dazu eine kuriose Sammlung von aufgerollten Salbentuben ohne erkennbares Verfallsdatum, vielleicht noch ein paar muffige Mullbinden. Das nennt so mancher seine Hausapotheke.

Muss es wirklich mehr sein? Eine diensthabende Apotheke ist doch immer in der Nähe! Und zur Not kann der nette Nachbar aushelfen. Macht er mit Salz oder Säge doch auch.

Vielleicht liefert der umsichtige Nachbar zur Säge sogar das Verbandspäckchen gleich mit. Und die Schmerztabletten. Und Nasenspray und Hustensaft, falls Sie sich mal erkälten. Spätestens beim Fieberthermometer würde ich noch mal überlegen.

In meiner Kindheit befand sich die Hausapotheke unserer Familie in einer Schublade in der mahagonifarbenen Wohnzimmerschrankwand. Direkt unter der Hausbar. Meine Eltern waren beide chronisch krank, die Krankenkassen in den 1970er-Jahren noch großzügig, und so war diese Schublade immer reichlich gefüllt. Kindersicherheit war zu meiner Zeit nicht nur im gurtlosen Auto ein Fremdwort.

Die besagte Apothekenschublade war natürlich, gut zugänglich für alle, die allerunterste. Denn die war die geräumigste. Ich habe es überlebt. Dass diese Art der Arzneimittellagerung dennoch nicht die optimale ist, dürfte klar sein.

Wo haben Sie Ihre Kostbarkeiten gehortet? Gehören Sie zu den zwei Dritteln der Deutschen, die ihre Arzneischächtelchen praktischerweise in der Küche oder im Badezimmer verstecken? Dann sollten wir eine Umzugsaktion starten. Denn weder Küche noch Badezimmer gehören zu den geeigneten Orten, wenn Sie Ihre Medikamente möglichst bis zum Verfallsdatum verwenden wollen.

Das warme, dampfige Klima, das in Ihrem Badezimmer beim Duschen oder Baden entsteht, stellt – genauso wie die Temperaturschwankungen durch das anschließende Lüften – für viele Arzneimittel eine Stresssituation dar. In der Küche läuft etwa dasselbe Szenario beim Spaghettikochen ab.

Mögliches Ergebnis: Tabletten & Co schaffen es nicht bis zum angegebenen Verfallsdatum und verlieren an Wirkung.

Wohin also mit den häuslichen Arzneivorräten?

Auf jeden Fall sollten sie kühl, trocken und kindersicher gelagert werden. Vielleicht besorgen Sie sich eine hübsche, eventuell abschließbare Box und verstauen diese am besten im Schlafzimmer oder in der Abstellkammer (sofern vorhanden). Diese Räume haben meistens ein gutes Lagerklima.

Einige Arzneimittel müssen zwingend im Kühlschrank gelagert werden. In welchen Fällen das notwendig ist, steht in der Packungsbeilage (diese bitte nicht wegwerfen, sondern in der Originalverpackung aufbewahren) und auf der Umverpackung.

Beipackzettel verstehen: Nicht zu warm und nicht zu kalt

Was bedeuten die Packungsbeilagen-Angaben zur Lagertemperatur?

Arzneimittel müssen meistens innerhalb der folgenden Temperaturbereiche gelagert werden:

- Raumtemperatur: Unsere persönlichen Vorlieben sind da vermutlich unterschiedlich. Ihre Arzneimittel mögen gerne Temperaturen zwischen 15 und 25 °C.
- Kühlschrank: Damit sind Temperaturen zwischen 2 und 8 °C gemeint. Oft ist es in den Türen etwas wärmer und an der Rückwand des Kühlschrankes etwas kälter. Arzneimittel gehören deswegen am besten in das Gemüsefach.

Arzneimittel, die bei Raumtemperatur gelagert werden sollen, vertragen es kurzzeitig durchaus mal etwas wärmer oder kälter. Sie sollten aber darauf achten, dass Ihre Arzneimittel niemals großer Hitze ausgesetzt werden. Lassen Sie sie daher auch nicht für längere Zeit (besonders im Sommer) im Auto liegen. Arzneimittel, die im Kühlschrank gelagert werden müssen, dürfen nicht eingefroren werden. Falls Ihnen das mal passiert, sollten Sie unbedingt in Ihrer Apotheke nachfragen, ob Sie das Arzneimittel anschließend noch bedenkenlos verwenden können.

Wie gefährlich ist es, wenn ich versehentlich ein verfallenes Arzneimittel geschluckt habe?

Woran erkennen Sie, dass ein Medikament seine Zeit überschritten hat? Am aufgedruckten Verfallsdatum? Ja und nein. Bei manchen Arzneimitteln, die bereits seit Längerem angebrochen sind, das Verfallsdatum aber noch nicht erreicht haben, kann das buchstäblich ins Auge gehen: Augentropfen dürfen Sie zum Beispiel nach Anbruch nur über einen begrenzten Zeitraum verwenden. Wie lange dieser Zeitraum ist, ist von Präparat zu Präparat unterschiedlich, steht aber immer in der Packungsbeilage.

Verfallsdatum gleich MHD?

Von Lebensmitteln wissen wir ja: MHD heißt »Mindesthaltbarkeitsdatum«. Wenn Sie also mal einen Joghurtbecher ganz hinten im Kühlschrank vergessen haben und das MHD überschritten ist, ist das (je nach Zeitraum) kein Problem. Sie öffnen den Becher einfach und sehen nach, ob er noch aussieht, wie er sollte, und probieren dann, ob er auch noch so schmeckt.

Dieses Vorgehen ist bei Arzneimitteln natürlich nicht geeignet.

Definitionsgemäß ist das Verfallsdatum der Zeitpunkt, bis zu dem der Hersteller des Präparates die Wirksamkeit und Unbedenklichkeit garantiert. Vorausgesetzt, das Medikament wurde nach Vorschrift gelagert – siehe oben. Innerhalb dieser

Frist muss er für diese beiden Kriterien die Haftung übernehmen.

Was das Verfallsdatum bedeutet: Bis zum Verfallsdatum muss ein Medikament noch mindestens 90 Prozent des angegebenen Wirkstoffgehalts aufweisen.

Was es nicht bedeutet: Eine Anwendung nach Überschreiten ist sicher tödlich.

Die Sache ist die: Im Grunde genommen hat das aufgedruckte Verfallsdatum keinerlei objektive Grundlage. Es sagt zwar aus, wie lange das Arzneimittel bei optimaler Lagerung *mindestens* haltbar ist, aber nicht, wie lange es NACH dem Verfallsdatum tatsächlich noch verwendet werden *könnte*. Die maximale Lebensdauer wird nämlich gar nicht ausgetestet.

Aus US-amerikanischen Studien weiß man, dass die allermeisten Arzneimittel eine weitaus längere Haltbarkeit aufweisen, als das Verfallsdatum aussagt. Die pharmazeutischen Hersteller wählen allerdings aus nachvollziehbaren Sicherheitsgründen oft eine kürzere Haltbarkeit, um eventuell schlechte Lagerbedingungen (Küche oder Badezimmer …) nach dem Verlassen ihrer Produktionsstätten zu kompensieren. Schließlich müssen sie innerhalb der angegebenen Haltbarkeitsfrist haften.

Wäre es auch denkbar, dass Verfallsdaten von den Herstellern zum Teil auch nach vermarktungsstrategischen Gesichtspunkten festgelegt werden? Im Grunde genommen ja: Kürzere Laufzeiten bedeuten einen höheren Absatz. Allerdings würden zu kurze Laufzeiten logistische Probleme machen. Es bestünde die Gefahr, dass übermäßig produzierte Ware unverkäuflich würde. Das wäre dann auch wieder nicht im Interesse der Hersteller.

Was könnte denn theoretisch passieren, wenn Sie ein Arzneimittel jenseits des Haltbarkeitsdatums anwenden würden? Der Wirkstoffgehalt würde irgendwann tatsächlich abnehmen, und die Wirkung wäre nicht mehr voll gewährleistet. Bei einem Schmerzmittel hätten Sie dann halt weiterhin Schmerzen und müssten doch den Gang zur nächstgelegenen Apotheke antreten. Das wäre noch keine große Tragödie. Im Falle eines Antibiotikums (das Sie bitte aber sowieso niemals ohne ärztliche Verschreibung einnehmen!) wäre es schon etwas verzwickter. Gerade bei Antibiotika ist es elementar, dass Dosis und Erreger zusammenpassen. Wäre nicht ausreichend antibiotische Substanz im Spiel, würden einige von den widerstandsfähigsten der Keime überleben, Resistenzen bilden und ungezügelt Party machen. Sie, in der Rolle als unfreiwilliger Gastgeber, fänden das bestimmt nicht spaßig.

Was könnte nach dem Verfallsdatum noch geschehen? Theoretisch könnten sich giftige Abbaustoffe bilden. Das ist aber nur bei wenigen Stoffen bekannt, und in der Literatur finden sich extrem wenige Fallberichte.

Verfallsdaten von den gesetzlich vorgeschriebenen längstens fünf Jahren erfüllen aber noch einen anderen, wichtigen Zweck: Manchmal werden – auch bei Medikamenten, die schon lange auf dem Markt sind – neue Neben- oder Wechselwirkungen bekannt. So wusste man zum Beispiel bei Aspirin lange Zeit nicht, wie stark es tatsächlich die Blutgerinnung hemmen kann. Dementsprechend mussten natürlich auch die Angaben über etwaige Wechselwirkungen mit Arzneimitteln, die ebenfalls die Blutgerinnung beeinflussen, angepasst werden. Mit der Packungsbeilage in einer älteren Packung können Sie dann verständlicherweise nichts mehr anfangen.

Ich möchte Sie keinesfalls dazu animieren, verfallene Arzneimittel sorglos einzunehmen! Aber falls Sie an einem Sonntagnachmittag Kopfschmerzen bekommen und Ihre Schmerztabletten zwei Monate überfällig sind, können Sie durchaus einen Versuch wagen. Aus Sicherheitsgründen sollte das aber die Ausnahme bleiben!

Aufbrauchfrist: Was tun mit der geöffneten Packung?

Gewissenhaft umgehen sollten Sie allerdings mit dem sogenannten Anbruchdatum, das eine Rolle bei Säften, Tropfen, Salben und Cremes und vor allen Dingen bei Augenarzneimitteln spielt. Bei solchen Arzneimitteln gilt nach dem Anbruch eine bestimmte vorgegebene Aufbrauchfrist. Das ist der Zeitraum, in dem Sie das Arzneimittel nach der ersten Verwendung noch gefahrlos benutzen können. Er unterscheidet sich in der Regel vom aufgedruckten Verfallsdatum.

Wenn Sie Kinder haben, kennen Sie vermutlich Antibiotika in Form eines Trockensaftes. Der antibiotische Wirkstoff verträgt sich mit Wasser nur bedingt und bleibt in flüssiger Form nur sehr kurze Zeit funktionsfähig. Deshalb wird er für Kinder oder Patienten, die Probleme mit dem Tablettenschlucken haben, in einer dunklen Glasflasche als Pulver zum Mischen mit Wasser angeboten. Diese Antibiotika-Säfte sind nach dem Anmischen mit Wasser selbst bei Lagerung im Kühlschrank nur noch wenige Tage zu gebrauchen.

Auch viele Cremes haben nach dem ersten Verwenden durch den Kontakt mit Luftsauerstoff und den ganz normalen Hautkeimen am zum Cremen benutzten Finger nur noch eine begrenzte Lebenszeit. Übrigens, wenn es sich um eine Aluminiumtube handelt: Rollen Sie die Tube bitte nicht auf, sondern »quetschen« Sie sie gleichmäßig vom Tubenende her. Die Alutube kann durch das Aufrollen an den Seiten recht schnell brechen und so eine zusätzliche Eintrittspforte für Keime schaffen. Außerdem können Sie aufgerollt das Verfallsdatum dann nicht mehr lesen.

Und wenn Sie bereits einmal Augentropfen anwenden mussten, wissen Sie, dass die meisten Tropffläschchen nach spätestens vier Wochen in den Müll gehören. Augen verzeihen eine lockere Auslegung von Hygiene nicht. Und nach vier Wochen sind einfach zu viele Keime im Medikament selber, vor allem aber an der Tropferspitze nachweisbar.

Notieren Sie sich die Aufbrauchfrist auf Ihrem Medikament! Ein Beispiel: Sie benutzen die Augentropfen gegen Ihren lästigen Heuschnupfen am 29. März 2020 zum ersten Mal. Laut Packungsbeilage sind die Tropfen nach Anbruch einen Monat verwendbar. Sie notieren auf dem Fläschchen: »bis 29. April 2020«. Ist doch praktischer, als jedes Mal in der Packungsbeilage nachsehen zu müssen, ob die Frist 4,6 oder 8,325 Wochen beträgt. Wenn Sie mögen, können Sie sich übrigens auf der Website zum Buch entsprechende Etiketten downloaden und ausdrucken. Sieht doch gleich viel besser aus.

Arzneimittel, die ihr Verfallsdatum überschritten haben, sind also nicht zwangsläufig gefährlich. Dennoch sind sie per Gesetz in Deutschland nicht mehr verkehrsfähig, und Sie wenden sie auf eigene Gefahr an.

Am besten sammeln sich in Ihrer Hausapotheke gar nicht erst Unmengen an verfallenen Medikamenten an! Aber wie kann man das hinkriegen?

Horten Sie Medikamente nicht, vor allem keine verschreibungspflichtigen. Genau genommen haben verschreibungspflichtige Arzneimittel, die Sie nicht regelmäßig einnehmen müssen, in Ihrer Hausapotheke gar nichts verloren. Und denken Sie daran: Vom Arzt verordnete Medikamente sind wirklich nur für die Person bestimmt, die sie auch tatsächlich vom Arzt rezeptiert bekommen hat. Also leihen Sie nicht Ihrer Nachbarin die bewährten Schmerztabletten aus, und probieren Sie auch nicht die leichten Schlaftabletten von Tante Irmgard. Genauso wenig sollten Sie sich mit den Überbleibseln von Medikamenten therapieren, die Sie irgendwann einmal von Ihrem Arzt verordnet bekommen haben, wenn Sie jetzt wieder ganz ähnliche Symptome haben.

Und wenn Sie sich selbst in der Apotheke Medikamente besorgen, kaufen Sie nicht unbedingt Großpackungen, weil das pro Tablette vielleicht günstiger ist. Auch das vermeidet verfallene Medikamente und damit Arzneimittelmüll. Was uns auch schon zum nächsten Thema bringt.

Wohin werden alte Medikamente entsorgt?

Fühlt sich der Fisch im Wasser noch wohl?

Seit mein Sohn das Schwimmen sicher beherrscht und meine Nichten und Neffen, die uns oft besuchen, größtenteils das Erwachsenenalter erreicht haben, mache ich um öffentliche Schwimmbäder gerne einen großen Bogen. Allein der Gedanke daran, wer welche Hinterlassenschaften im Becken gemacht haben könnte, lässt mich ein – zugegebenermaßen kühles – Bad in der Donau vorziehen. Ich habe großes Glück, ich kann mir aussuchen, wo ich mich im Wasser tummeln möchte. Ein Fisch kann das leider nicht.

Kein Mensch will in seinem Körper Substanzen haben, die er nicht mit Vorsatz geschluckt hat. Vor allem nicht, wenn diese aus dem täglich verwendeten Leitungswasser stammen, mit dem wir unsere Nudeln kochen, die Zähne putzen und das wir trinken.

In Deutschland wurden im Trinkwasser aus der Leitung bis jetzt glücklicherweise nur vereinzelt Arzneistoffe gefunden, und die alle weit unterhalb einer therapeutischen, also irgendwie wirksamen Dosis. In unseren Flüssen und Bächlein können aber flächendeckend schon mehr als 150 unterschiedliche Arzneisubstanzen nachgewiesen werden.

Wie kommen die da hin? Und wie könnte sich das auf unsere Gesundheit auswirken?

Butter bei die Fische: Wie entsorgen Sie Ihre abgelaufenen Medikamente? Eventuell – wie übrigens die Hälfte aller Menschen in Deutschland – über die Toilette oder Spüle…?

Natürlich glaube ich nicht, dass Sie die armen Fische vorsätzlich vergiften möchten. Vielmehr werden Sie davon ausgehen, dass sich unsere modernen Kläranlagen schon darum kümmern werden. Die Realität sieht allerdings ganz anders aus. Unsere Kläranlagen sind dazu nämlich gar nicht in der Lage.

In Deutschland gibt es knapp 3000 zugelassene Arzneistoffe, die theoretisch aus dem Abwasser herausgefiltert werden müssten. Nach der aufmerksamen Lektüre dieses Buches wissen Sie, wie aufwendig unser Körper solche Moleküle umwandeln muss, damit diese ihn ohne Schaden wieder verlassen können. Und unser Organismus ist definitiv professioneller in solchen Dingen als die modernste Kläranlage!

Denn: Es existiert noch gar kein Verfahren, um Arzneistoffe aus dem Abwasser zu eliminieren.

In der Humanmedizin (die Mengen an Tierarzneimitteln in der Fleischindustrie also nicht eingerechnet) werden jedes Jahr um die 30 000 Tonnen Arzneistoff verschiedenster Art eingesetzt. Tendenz steigend, wir werden ja alle älter. Nicht nur Sie und ich, sondern wir als Gesellschaft, mit der Folge eines allgemein zunehmenden Medikamentenverbrauchs. Nicht nur die Anzahl der Wirkstoffe, vor allem die verbrauchten Mengen sind also unvorstellbar riesig. Natürlich werden viele dieser Arzneistoffe im Körper zu Substanzen umgewandelt, die für die Umwelt unschädlich sind, bevor wir sie ins Abwasser pieseln. Andere aber nicht. Und die gelangen dann halt über den Urin ins Abwasser. Daran kann man wenig ändern, und das ist auch nicht das große Problem. Viel heikler sind die verbotenerweise über die Toilette entsorgten Säfte und Pillen.

Einige Stoffe fallen in Abwasseruntersuchungen besonders häufig auf. Ethinylestradiol zum Beispiel, ein Hormon, das in der »Pille« zur Empfängnisverhütung eingesetzt wird. Es lässt männliche Fische verweiblichen und könnte eine Ursache für das weltweite Amphibiensterben sein. Diclofenac – und für dessen Vorhandensein im Abwasser kommt Pipi definitiv nicht infrage, weil es bereits im Körper vollständig abgebaut wird – ruiniert die Nieren von Fischen. Und starke Beruhigungsmittel (Diazepam aka »Valium«) machen auch Barsche recht gechillt. Nicht, dass ich denen das nicht gönne. Aber derart »therapiert« werden die Fische mutiger, verlassen eher ihr Versteck und werden in der Folge auch schneller zur Beute ihrer natürlichen Fressfeinde.

Arzneimittel im Teich sind also keine kleinen Fische.

Zur globalen Herausforderung werden Antibiotika.

In Hyderabad in Indien, einem wichtigen Produktionsstandort für unsere Arzneimittelrohstoffe, übersteigen die Antibiotikakonzentrationen im Abwasser teilweise die zulässigen Grenzwerte um das Hunderttausendfache. Für die ganz normalen Abwasserkeime ein wahres Trainingslager, um noch schneller resistent gegen Antibiotika zu werden! Warum uns das mehr als der berühmte Sack Reis interessieren sollte? Weil viele Einheimische dort bereits hochresistente Superkeime beherbergen und Indienreisende aus aller Welt diese munter verteilen. Ungefähr 70 Prozent aller Indienbesucher bringen ein solches Gratis-Souvenir mit nach Hause.

Fast alle deutschen Pharmahersteller lassen ihre Rohstoffe in Indien produzieren. Und selbstverständlich werden die Rohstoffe, in Deutschland angekommen, vor der Weiterverarbeitung auch nach deutschen Standards geprüft. Allerdings sind die deutschen Hersteller rein rechtlich nicht für die Umweltstandards in Indien zuständig.

Meine persönliche Meinung: aber moralisch. Und nicht nur die herstellenden Unternehmen, sondern auch diejenigen, die immer billigere Arzneimittel fordern.

Dass Arzneimittelrückstände im Abwasser ein Problem darstellen, ist bereits seit den 1970er-Jahren bekannt. Der große Durchbruch in Form einer einfachen und bezahlbaren Möglichkeit, die kritischen Stoffe aus dem Abwasser zu eliminieren, lässt aber auch 50 Jahre später noch auf sich warten.

Ingenieur Stefanos Georgiadis vom Lehrstuhl für Medizinische Biotechnologie an der Universität Erlangen-Nürnberg stellt sich der technischen Herausforderung, wenigsten die 200 relevantesten Wirkstoffe aus dem Abwasser herauszufiltern. Mittels einer neuartigen sogenannten Adsorptionstechnologie will er erreichen, dass die nicht gewünschten Stoffe an einem speziellen Filter »kleben« bleiben. So könnte man die gefilterten Substanzen anschließend thermisch inaktivieren (oder weniger hochgestochen: verbrennen) und weg wären sie. Drücken wir ihm feste die Daumen!

Wie entsorgt man Arzneimittel korrekt?

Kaum zu glauben: Aber dafür gibt es im Land der Vorschriften und Verordnungen kein einheitliches Vorgehen.

Je nachdem, wie die Entsorgung an Ihrem Wohnort geregelt ist, können Sie die abgelaufenen Medikamente entweder in den Hausmüll geben. Oder Sie müssen den Weg zum Recyclinghof, Schadstoffmobil oder zur nächsten Apotheke auf sich nehmen.

Wenn Sie sich unsicher sind, wie das in Ihrer Stadt läuft, können Sie auf www.arzneimittelentsorgung.de nachsehen. Auf einer Deutschlandkarte können Sie dort übersichtlich Ihren Wohnort suchen und sehen dann, wie Sie es richtig machen.

Wenn Sie über den Hausmüll entsorgen können, brauchen Sie sich keine Sorgen um eine etwaige Belastung der Umwelt durch Arzneimittelreste auf Deponien zu machen. Seit 2005 dürfen dort Abfälle aus privaten Haushalten nur nach thermischer oder biologischer Vorbehandlung gelagert werden. Der Hausmüll wird meist in Müllverbrennungsanlagen verbrannt, und die Medikamente werden dadurch komplett zerstört.

Packen Sie Ihren Arzneimittelmüll bitte trotzdem in eine blickdichte Tüte, und verknoten Sie diese gut, bevor sie in die Mülltonne kommt. Schließlich soll niemand in Versuchung geführt werden.

Leider findet man auf den wenigsten Beipackzetteln von Medikamenten Informationen darüber, was man mit dem Zeug macht, wenn man es nicht mehr benötigt. Jede gängige Haarspraydose hat konkretere Hinweise zur Entsorgung.

6

Was in
die Hausapotheke
gehört

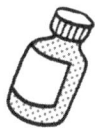

Jedem das Seine

Auf fast jeder größeren Familienfeier dreht es sich früher oder später um diverse Zipperlein und ob man – quasi als Frau vom Fach – mal schnell auf den Ausschlag draufschauen könnte. Ist kein Angehöriger eines Gesundheitsberufes anwesend, erzählt Tante Inge, was in so einem Fall schon mal geholfen hat. Erfahrungen und Empfehlungen werden ausgetauscht, dass man meinen könnte, die Pharmaindustrie hätte ihre Finger im Spiel.

Gibt es überhaupt eine allgemeingültige Hausapotheke für alle Menschen? Natürlich nicht. Aber eine, die für möglichst viele Menschen geeignet ist.

Vielleicht sind folgende Regeln beim Zusammenstellen Ihrer Hausapotheke hilfreich für Sie:

Denken Sie an alle Familienmitglieder! Nicht jedes Arzneimittel ist für jeden geeignet. Wenn Kinder in Ihrem Haushalt leben, brauchen Sie – je nach Alter des Nachwuchses – nicht nur spezielle Darreichungsformen, wie Säfte oder Zäpfchen. Manchmal müssen es ganz andere Wirkstoffe sein. Meine Hausapotheken-Vorschläge sind für Erwachsene und Jugendliche gedacht. Kinder sind keine kleinen Erwachsenen, deswegen reicht es nicht, einfach die Dosis zu reduzieren. Die Selbstmedikation bei Kindern ist ein ganz eigenes Thema und würde den Rahmen dieses Buches sprengen.

Oder: Es gibt Frauen, die sehr häufig an einer Blasenentzündung leiden, Sie vielleicht nie. Dann brauchen Sie in Ihrem Notfallsortiment so was auch nicht. Oder Sie sind gar keine Frau. Wenn Sie nämlich ein Mann sind, gehen Sie bitte bei einer vermuteten Blasenentzündung IMMER zum Arzt. Blasenentzündungen bei Männern sind keine Lappalie.

Was müssen typische Hausapotheken-Arzneimittel also bieten können? Zunächst sollten es Arzneimittel sein, mit deren Hilfe eine Linderung Ihrer Beschwerden am wahrscheinlichsten ist. Das funktioniert am besten mit Arzneimitteln, deren Wirkung nach dem heutigen Stand der Wissenschaft belegt werden kann. Dazu braucht es viele gute Studien, viel Erfahrung, aber viel weniger Marketing. Denn die Zwillinge aus der Reklame sind zweifellos sympathisch, aber in ihren Aussagen nicht unabhängig. Ebenso wenig aussagekräftig sind Einzelfallberichte aus den unendlichen Weiten des Internets.

Ist die positive Wirkung von Arzneimitteln hingegen zweifelsfrei nachgewiesen, nennt man das »evidenzbasiert«.

Evidenz kann man etwa mit »nachweisorientiert, gewissenhaft und vernünftig« übersetzen.

Ich bin mir ziemlich sicher, dass Sie sich (oder mich) nach der Lektüre dieses Kapitels fragen werden: Warum so wenig pflanzliche Arzneimittel? Und wo überhaupt bleibt die Alternativmedizin? Leider gibt es für die wenigsten pflanzlichen Arzneimittel und alternativen Heilmittel Belege einer Wirksamkeit, die über die Placebo-Wirkung hinausgeht. Zumindest nach dem aktuellen Stand der Wissenschaft.

Trotzdem: Ganz bestimmt haben Sie Ihre eigenen positiven Erfahrungen mit anderen Mitteln und Methoden, die ich nicht erwähne, gemacht. Beziehen Sie diese in Ihre Selbstmedikation ruhig mit ein. Heiße Zitrone hilft Ihnen bei einer aufkeimenden Erkältung? Nur zu! Die pflanzlichen Augentropfen lindern das lästige Brennen bei Ihnen? Warum nicht. Sehen Sie meine Empfehlungen entspannt! Sie bedeuten ausdrücklich nicht, dass ich Ihnen von allem anderen abrate. Nur halt auch nicht zu.

Auch ich habe meine ganz persönlichen Strategien, um das ein oder andere Zipperlein zu kurieren. Abwarten und Tee trinken hat sich beispielsweise schon oft bewährt …

Meine Hausapotheke für Sie ist so gewählt, dass sie die gängigsten Beschwerden abdeckt. Für eine individuelle Zusammenstellung hat man in Ihrer Apotheke sicherlich ein offenes Ohr und kompetenten Rat!

Und das sollten Sie ebenfalls wissen: Dieses Buch ist absolut frei von Werbung, deshalb werden Sie im Folgenden auch keine Produkt-Namen lesen können. Nehmen Sie es mir also bitte nicht übel, dass ich hier lediglich die (manchmal komplizierten) Wirkstoffbezeichnungen nenne. Fragen Sie bei Bedarf in der Apotheke nach entsprechenden Präparaten.

Die Informationen über die einzelnen Arzneimittel sind als »Steckbriefe« zu verstehen, damit Sie schnell einen guten Überblick bekommen. Vollständige Informationen würden den Rahmen des Buches sprengen. Unter dem Punkt »Für wen nicht« werden zum Beispiel nur die absoluten Kontraindikationen (Erklärung im Kapitel »Sprechen Sie Pharmazeutisch?«) erwähnt. Auch bei den Nebenwirkungen beschränke ich mich auf die sehr häufigen und die häufigen.

Lesen Sie die Packungsbeilage also bitte trotzdem!

Noch ein Hinweis für alle Leserinnen und Leser, die nicht in Deutschland wohnen: Einzelne Medikamente aus meiner Hausapotheke können in manchen Ländern verschreibungspflichtig oder nur in einer anderen Darreichungsform im Handel sein. Sie können dann aber auf Alternativen ausweichen.

Bedienen Sie sich aus meiner Hausapotheke, und nehmen Sie sich das, was für Sie am besten passt.

Gegen
Schmerzen und Fieber

Sie sind Sirene und Blaulicht unter den Symptomen. Und man tut gut daran, wenn man auf sie hört: Schmerzen sind mehr als ein unangenehmes Gefühl. Akute Schmerzen, wenn sie heftig und ohne Ankündigung auftreten, machen uns auf eine momentane Erkrankung oder eine Schädigung des Körpers aufmerksam. Der Schmerz kann stechend, ziehend, drückend oder dumpf sein. Er ist keine eigenständige Erkrankung, sondern zeigt an, dass irgendwo irgendwas nicht in Ordnung ist.

Akute Schmerzen tun dort weh, wo der Hammer den Daumen getroffen hat, und klingen meistens ziemlich schnell wieder ab.

Chronische Schmerzen hingegen dauern über einen längeren Zeitraum an und sind sowieso niemals ein Fall für die Haus*apotheke*, sondern immer für den Haus*arzt*. Und auch bei akuten Schmerzen sollten Sie nicht immer ohne ärztlichen Rat zur Tablette greifen.

Was hilft bei ... Kopfschmerzen?

Unglaubliche 200 unterschiedliche Arten von Kopfschmerz gibt es, sagt die internationale Kopfschmerzgesellschaft.

Für die Selbstbehandlung ist davon nur der Spannungskopfschmerz geeignet und bedingt (nur nach vorheriger Diagnose durch Ihren Arzt) die Migräne. Arzneimittel gegen Migräne zähle ich nicht zur klassischen Hausapothekenausstattung, deswegen schauen wir uns hier nur den »normalen« Spannungskopfschmerz an.

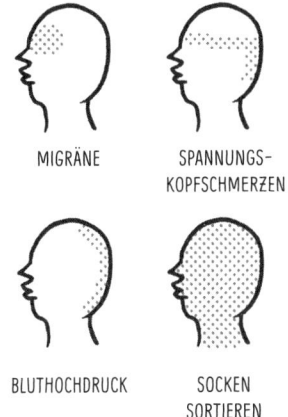

MIGRÄNE   SPANNUNGS-
                 KOPFSCHMERZEN

BLUTHOCHDRUCK   SOCKEN
                 SORTIEREN

DIE HÄUFIGSTEN URSACHEN FÜR KOPFSCHMERZEN

Im Idealfall wissen Sie bereits von Ihrem Arzt, dass es sich lediglich um zwar lästigen, aber ungefährlichen Spannungskopfschmerz handelt. Wenn der Schmerz kommt, drückt er dumpf *(Migräne: eher pulsierend, auf eine Körperhälfte beschränkt)*. Es kann sein, dass Sie auf Licht oder Lärm etwas empfindlicher reagieren *(Migräne: zusätzlich oft starke Übelkeit bis hin zum Erbrechen)*.

Normalerweise bessert sich Ihr Kopfweh durch einen kleinen Spaziergang, wird aber jedenfalls durch leichte körperliche Tätigkeiten nicht schlimmer *(Migräne: wird durch Bewegung eher schlimmer)*. Wenn Sie den Verdacht haben, dass Stress und Überforderung eine Rolle spielen, liegen Sie richtig. Genauso können Verspannungen im Schulter- und Nackenbereich dahinterstecken. Manchmal auch Wetteränderungen.

KOPFSCHMERZEN: HAUSAPOTHEKE ODER BESSER ZUM ARZT?

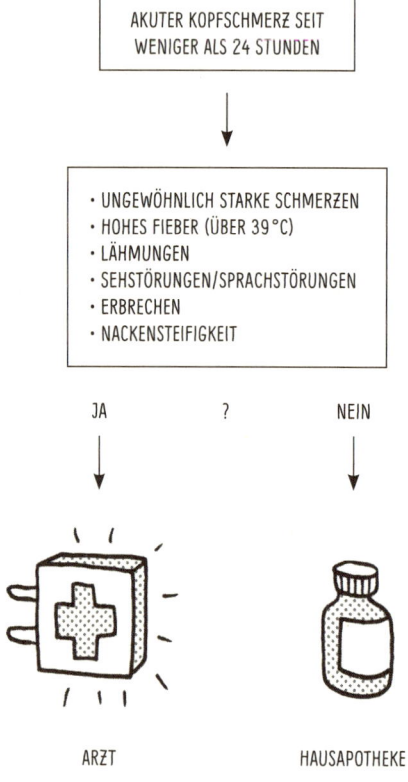

AKUTER KOPFSCHMERZ SEIT
WENIGER ALS 24 STUNDEN

· UNGEWÖHNLICH STARKE SCHMERZEN
· HOHES FIEBER (ÜBER 39 °C)
· LÄHMUNGEN
· SEHSTÖRUNGEN/SPRACHSTÖRUNGEN
· ERBRECHEN
· NACKENSTEIFIGKEIT

JA   ?   NEIN

ARZT   HAUSAPOTHEKE

 Ibuprofen

Für die meisten Patienten das Mittel der ersten Wahl. Ibuprofen gehört zur Gruppe der NSAID. Was wie eine politische Vereinigung klingt, heißt ausgeschrieben »non-steroidal anti-inflammatory drugs« und bezeichnet eine Gruppe von Arzneistoffen, die eine entzündungshemmende Wirkung haben, aber kein Kortison sind. Und solche Wirkstoffe können auch Schmerzen sehr gut hemmen.

✓ **Für wen:**

Erwachsene und Kinder ab 6 Monaten.
(ABER ACHTUNG: bei Kindern unter 7 Jahren keine Schmerz-Selbstmedikation! Ab zum Kinderarzt.)

✗ **Für wen nicht:**

Sie dürfen Ibuprofen nicht einnehmen: wenn Sie Geschwüre oder Blutungen im Magen-Darm-Trakt haben oder schon einmal hatten, wenn Sie unter einer schweren Herzinsuffizienz leiden oder eine Leber- und Nierenfunktionsstörung haben oder wenn Sie sich im letzten Schwangerschaftsdrittel befinden (vorher nur nach Rücksprache mit Ihrem Arzt). Und natürlich, wenn Sie gegen Ibuprofen allergisch reagieren. Bitte informieren Sie sich auch in der Packungsbeilage!

⇄ **Achtung, Wechselwirkungen:**

Wenn Sie Ibuprofen zusammen mit Kortison-Präparaten oder Arzneimitteln, die die Blutgerinnung hemmen (z. B. ASS, Clopidogrel) einnehmen, können häufiger Probleme im Magen-Darm-Bereich (vor allem Blutungen) auftreten.

Wenn Sie Medikamente gegen hohen Blutdruck nehmen müssen, kann deren Wirkung manchmal schwächer sein.

Weitere, für Sie eventuell zutreffende Wechselwirkungen mit anderen Arzneimitteln finden Sie in der Packungsbeilage.

⚡⚡ **Nebenwirkungen:**

Häufig (bei weniger als 1 von 10 Behandelten, aber bei mehr als 1 von 100): Magen-Darm-Beschwerden wie Sodbrennen, Bauchschmerzen, Übelkeit, Erbrechen, Blähungen, Durchfall, Verstopfung und geringfügige Magen-Darm-Blutverluste, die in Ausnahmefällen eine Blutarmut (Anämie) verursachen können.

Dosierung:

Erwachsene und Jugendliche ab 12 Jahren:

Einzeldosis: 200 bis 400 mg

Tageshöchstdosis: 1200 mg

Kinder ab 30 kg Körpergewicht:

Einzeldosis: 200 mg

Tageshöchstdosis: 800 mg

Bitte nehmen Sie Schmerzmittel ohne ärztlichen Rat nicht länger als 3 Tage!

Wann:

Auf nüchternen Magen eingenommen tritt die Wirkung schneller ein. Wenn Sie aber einen empfindlichen Magen haben, sollten Sie vor der Einnahme eine Kleinigkeit essen.

Nicht zusammen mit:

Alkohol

So schnell geht's:

Je nachdem, was und ob Sie vorher gegessen haben, tritt die Wirkung nach ca. 15 – 20 Minuten ein.

ASS/Acetylsalicylsäure

Eines der ältesten und bekanntesten Schmerzmittel der Welt! Wissen Sie noch, dass Acetylsalicylsäure, der Wirkstoff im Aspirin, ursprünglich aus der Weidenrinde stammt? Auch dieses Arzneimittel gehört zur Gruppe der NSAID, die Sie schon vom Ibuprofen kennen.

Aspirin wird immer mal wieder als wahres Wundermittel gepriesen: Depressionen, Impotenz, Alter – Acetylsalicylsäure soll sie alle besiegen können. Traut man der kleinen runden Weißen da zu viel zu? Tatsache ist, dass wir auch 120 Jahre

nach der Markteinführung immer noch nicht alle möglichen
Wirkungen im Detail kennen. Aber wir brauchen hier ja erst
mal ein Schmerzmittel.

✓ Für wen:

Erwachsene und Jugendliche ab 16 Jahren.

✗ Für wen nicht:

Kinder und Jugendliche unter 16 Jahren dürfen Acetylsalicylsäure nicht einnehmen, vor allem nicht, wenn sie einen fieberhaften Infekt haben. Es kann dann nämlich zum sogenannten
REYE-Syndrom kommen. Das ist eine sehr seltene, aber
meistens tödlich endende Erkrankung des Gehirns.

Wenn Sie Geschwüre oder Blutungen im Magen-Darm-
Trakt haben oder schon einmal hatten, wenn Sie an einem Le-
ber- oder Nierenversagen leiden oder wenn Sie sich im letzten
Schwangerschaftsdrittel befinden (vorher nur nach Rücksprache mit Ihrem Arzt). Und natürlich, wenn Sie gegen Acetylsalicylsäure allergisch reagieren oder schon einmal mit einem
Asthmaanfall nach der Einnahme reagiert haben. Bitte informieren Sie sich auch in der Packungsbeilage!

⮂ Achtung, Wechselwirkungen:

Wenn Sie Acetylsalicylsäure zusammen mit Kortison-Präparaten oder Arzneimitteln, die die Blutgerinnung hemmen
(z. B. Clopidogrel) einnehmen, können häufiger Probleme im
Magen-Darm-Bereich (vor allem Blutungen) auftreten.

Wenn Sie Medikamente gegen hohen Blutdruck nehmen
müssen, kann deren Wirkung manchmal schwächer sein. Sie
dürfen Acetylsalicylsäure außerdem nicht einnehmen, wenn
Sie mehr als 15 mg Methotrexat pro Woche einnehmen müssen.

Weitere, für Sie eventuell zutreffende Wechselwirkungen
mit anderen Arzneimitteln finden Sie in der Packungsbeilage.

⚡⚡ Nebenwirkungen:

Häufig (bei weniger als 1 von 10 Behandelten, aber bei mehr als 1 von 100): Magen-Darm-Beschwerden wie Sodbrennen, Bauchschmerzen, Übelkeit, Erbrechen, Blähungen, Durchfall, Verstopfung und geringfügige Magen-Darm-Blutverluste, die in Ausnahmefällen eine Blutarmut (Anämie) verursachen können.

🥄 Dosierung:

Erwachsene und Jugendliche ab 16 Jahren:
Einzeldosis: 500 bis 1000 mg
Tageshöchstdosis: 1500 bis 3000 mg
Bitte nehmen Sie Schmerzmittel ohne ärztlichen Rat nicht länger als 3 Tage ein!

🍽 Wann:

Acetylsalicylsäure-Präparate sollten Sie besser nicht auf nüchternen Magen einnehmen. Also: vorher eine Kleinigkeit essen!

🎯 Nicht zusammen mit:

Alkohol

🚀 So schnell geht's:

Die Wirkung kommt meist innerhalb von 30 Minuten und hält 4 bis 6 Stunden an.

Paracetamol

Paracetamol ist ein altbekanntes Schmerz- und Fiebermittel, das aber im Gegensatz zu Ibuprofen und Acetylsalicylsäure nichts gegen Entzündungen ausrichten kann. Dafür verzichtet es auf Nebenwirkungen im Magen-Darm-Bereich. Wenn

Ihnen also die beiden vorangegangenen Arzneimittel sauer aufstoßen, könnte Paracetamol durchaus das richtige Mittel für Sie sein.

Wie fast alle wirksamen Arzneimittel hat auch Paracetamol schon negative Schlagzeilen gemacht: Bei (deutlicher) Überdosierung greift Paracetamol die Leber an und zerstört Teile des Lebergewebes. Das kann lebensgefährlich sein. Wenn Sie sich aber genau an die Dosierungsangaben halten und auf die Schnapspralinen vorm Fernseher verzichten, sind Sie auf der sicheren Seite.

✅ Für wen:

Erwachsene und Kinder.
(ABER ACHTUNG: bei Kindern unter 7 Jahren keine Schmerz-Selbstmedikation! Ab zum Kinderarzt.)

✖ Für wen nicht:

Wenn Ihre Leber oder Ihre Nieren nur eingeschränkt funktionieren oder Sie alkoholkrank sind. Und natürlich, wenn Sie gegen Paracetamol allergisch reagieren. Bitte informieren Sie sich auch in der Packungsbeilage!

⇄ Achtung, Wechselwirkungen:

Die Medikamente, die die häufigsten Wechselwirkungen mit Paracetamol machen, sind recht speziell: bestimmte, selten verordnete Schlafmittel oder Mittel gegen Epilepsie. Weitere, für Sie eventuell zutreffende Wechselwirkungen mit anderen Arzneimitteln finden Sie in der Packungsbeilage.

⚡⚡ Nebenwirkungen:

Wenn Sie Paracetamol wie empfohlen anwenden, sind Nebenwirkungen selten.

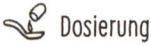 **Dosierung:**

Erwachsene und Kinder ab 12 Jahren (schwerer als 43 kg):
Einzeldosis: 500 bis 1000 mg
Tageshöchstdosis: 2000 bis 4000 mg
Kinder bis 12 Jahre:
Einzeldosis: 10 bis 15 mg pro Kilogramm Körpergewicht
(zwischen den einzelnen Gaben 6 Stunden Abstand!).
Tageshöchstdosis: 60 mg pro Kilogramm Körpergewicht.

Weil Sie bei Kindern sehr individuell dosieren müssen, empfehle ich statt Tabletten einen Saft. Sonst tun Sie sich mit dem Teilen schwer.

Bitte nehmen Sie Schmerzmittel ohne ärztlichen Rat nicht länger als 3 Tage!

 Wann:

Paracetamol kann ganz unabhängig von den Mahlzeiten eingenommen werden. Allerdings gilt auch hier: Je voller der Magen, umso später die Wirkung!

 Nicht zusammen mit:
Alkohol!

 So schnell geht's:

Je nachdem, was und ob Sie vorher gegessen haben, tritt die Wirkung nach ca. 30 Minuten ein und hält 4 bis 6 Stunden an.

Zwei Tricks, wie Sie Kopfschmerzen (fast) ohne Medikamente ausschalten können

Trick 1: Kaffee kochen

Das ist eine Methode, die mir zusagt! Und wenn Sie Kaffee genauso gerne mögen wie ich: nur zu. Kaffee enthält Koffein. Und etwa 100 mg Koffein – so viel ist in zwei Tassen Espresso oder einer Tasse Filterkaffee enthält –, kombiniert mit dem

Schmerzmittel Ihrer Wahl, aktivieren den Turbo, und das
Medikament wirkt schneller und stärker. Erwiesen!

Trick 2: Glückshormone
Damit können Sie eventuell wirklich auf ein Schmerzmittel
verzichten. Die Kieler Universitätsklinik für Neurologie
hat die Anwendung von Pfefferminzöl bei Spannungskopf-
schmerzen untersucht. Großflächig auf Stirn und Schläfen
aufgetragen (bitte passen Sie auf Ihre Augen auf), kann es den
Schmerz ebenso stillen wie eine übliche Dosis ASS oder Paracetamol. Pfefferminzöl kühlt stark und aktiviert dadurch
bestimmte Rezeptoren in der Haut. Diese Rezeptoren sagen
unserem Gehirn, dass es schnell mal ein paar Endorphine aus-
schütten soll. Und wer genügend von diesen Glückshormonen
im Blut hat, hat weniger Schmerzen.

Was hilft bei ... Rückenschmerzen?

Sie sitzen in der heißen Badewanne. Auf dem Wasser
schwimmt die Gummiente und ahnt nichts von Ihren fiesen
Rückenschmerzen.

Muskeln verspannen sich durch »schlechte« Haltung und
Überbelastung. Bei den meisten von uns ist allerdings eher zu
wenig Beanspruchung das Problem. Wir arbeiten im Sitzen
und starren dabei in den Computer, in der Freizeit hängen wir
über dem Smartphone. Die Rückenmuskulatur ist so gelang-
weilt, dass sie sich vom Acker macht. In früheren Zeiten verordnete der Doktor noch Bettruhe, wenn es im Kreuz gezwickt
hat. Heute weiß man, dass die Muskulatur Bewegung bevor-
zugt. Ist ja auch irgendwie klar, denn wofür ist sie sonst da?

Allerdings ist es auch sinnvoll, die Schmerzen zu lindern.
Denn wenn Sie sich wegen der Schmerzen in eine Schonhal-

tung begeben, steigt das Risiko, dass Ihre Rückenschmerzen chronisch werden.

RÜCKENSCHMERZEN: HAUSAPOTHEKE ODER BESSER ZUM ARZT?

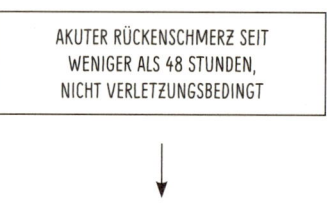

AKUTER RÜCKENSCHMERZ SEIT
WENIGER ALS 48 STUNDEN,
NICHT VERLETZUNGSBEDINGT

↓

· TAUBHEITSGEFÜHL IN HÄNDEN, ARMEN, BEINEN
· VERDACHT AUF INNERE ERKRANKUNGEN (MAGEN, NIERE)

JA   ?   NEIN

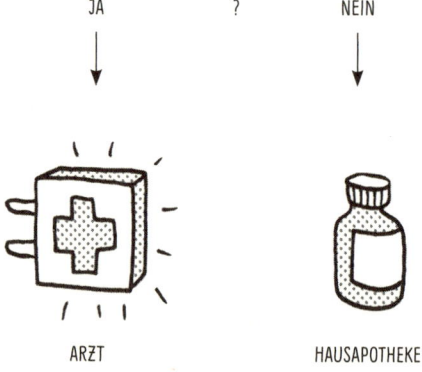

ARZT   HAUSAPOTHEKE

 Ibuprofen

Ibuprofen ist auch bei Rückenschmerzen die erste Wahl, weil es gut wirkt mit vergleichsweise wenig Nebenwirkungen.

Genauere Informationen zu Ibuprofen können Sie unter dem Punkt »Kopfschmerzen« nachlesen!

Was Sie sich sonst noch Gutes tun können
Wärme
Ob Wärmflasche, Wärmepflaster oder ein heißes Bad: Den meisten Patienten tut Wärme gut.

Schmieren statt schlucken?
Wenn Sie in der Zeit des Vorabendprogramms zur Fernbedienung greifen, können Sie in einer einzigen Werbepause mindestens zwei, wenn nicht drei Reklamespots sehen, in denen Frauen mittleren Alters von geplagten Schmerzpatientinnen zu Fußball spielenden Omas werden. Also muss das doch was Gutes sein? Es kommt – wie so oft in der Pharmazie – darauf an. Wir haben ja die Vorstellung im Kopf, dass wir mit einer Salbe eine schnelle und zielgerichtete Wirkung erreichen können. Schließlich cremen wir direkt dort, wo es wehtut. Außerdem könnten wir vielleicht unangenehme Nebenwirkungen im Magen umgehen, wenn wir schmieren statt schlucken.

Beides trifft zu – wenn die Wirkstoffe passen.

Obwohl pflanzliche Salben – sehr beliebt sind beispielsweise Beinwell oder Arnika – eine lange Tradition in der Behandlung von schmerzenden Muskeln und Gelenken haben, liegen bis heute leider nur kleinere, wenig aussagekräftige kontrollierte Untersuchungen vor. Eine sichere Bewertung bekommen hingegen Salben/Gele, in denen Ibuprofen oder Diclofenac enthalten ist.

Was hilft bei ... Fieber?

In meiner Kindheit roch Kranksein nach Kamillentee und dem Essig, den meine Mutter zum viel zu kalten Wasser für die Wadenwickel gab. Medikamente gab es nur im Ausnahmefall, und das war eine vernünftige Entscheidung.

Denn Fieber ist ein Zeichen, dass unser Organismus begonnen hat, sich mit einer Erkrankung auseinanderzusetzen. Bei dieser Arbeit sollte man ihn nicht stören. Ein allzu schnelles Senken der Körpertemperatur ist daher kontraproduktiv. Wer es gut aushalten kann, darf das Thermometer (im Po gemessen) ruhig auf kuschelige 39 °C ansteigen lassen. Ist die Körpertemperatur eher so mittelhoch (37,5 bis 38,5 °C), ist es sogar angebracht, dem fiebernden Organismus zusätzlich einzuheizen. Wahrscheinlich haben Sie in dieser Fieberphase sowieso Schüttelfrost, mit dem der zitternde Körper übrigens die Körpertemperatur durch Bewegung noch weiter erhöhen möchte! Unterstützen Sie ihn jetzt mit einem schweißtreibenden Tee, und das am besten zugedeckt im warmen Bett. Wenn Ihr Kreislauf stabil ist, dürfen Sie auch ins Erkältungsbad steigen.

Ihr Körper mobilisiert jetzt alle verfügbaren Abwehrkräfte und reagiert mit einem meist stark ausgeprägten Krankheitsgefühl, Abgeschlagenheit und Appetitlosigkeit. Unbedingte körperliche Schonung und Ruhe sind notwendig. Erhöhen Sie außerdem Ihre tägliche Trinkmenge um einen Liter!

 ### Teemischung für einen schweißtreibenden Erkältungstee

Lassen Sie sich in der Apotheke (Arzneibuchqualität!) Holunderblüten und Lindenblüten zu gleichen Teilen mischen.

Zubereitung und Anwendung:
Übergießen Sie 2 gehäufte Teelöffel der Teemischung mit 200 Milliliter kochendem Wasser, und lassen Sie den Aufguss anschließend abgedeckt 10 Minuten ziehen.

Trinken Sie mehrere Tassen frisch zubereiteten Tee über den Tag verteilt möglichst warm!

FIEBER: HAUSAPOTHEKE ODER BESSER ZUM ARZT?

> ERHÖHTE TEMPERATUR ODER LEICHTES FIEBER
> HOHES FIEBER (ÜBER 39,5°C) SEIT WENIGER ALS 24 STUNDEN

> · ERHÖHTE TEMPERATUR ODER LEICHTES FIEBER SEIT MEHR ALS 7 TAGEN
> · AUFTRETEN VON FIEBER OHNE WEITERE ERKÄLTUNGSSYMPTOME NACH EINER
>   MEDIKAMENTENEINNAHME

JA   ?   NEIN

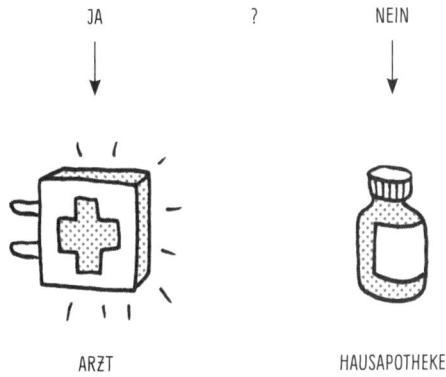

ARZT   HAUSAPOTHEKE

 ## Hausapotheke

Arzneimittel zur Behandlung von Fieber sind bereits in Ihrer Hausapotheke vorhanden, wenn Sie eines der oben genannten Schmerzmittel haben. Besonders empfehlenswert sind:

· Ibuprofen
· ASS
· Paracetamol

Sie möchten keine Tabletten schlucken? Hier ist die Alternative: Wadenwickel (fast) wie bei Mutti

Auch wenn meine Erinnerungen negativ klingen: Wadenwickel sind toll! Wählt man die Wassertemperatur richtig, sind sie eine echte Wohltat. Den Essig kann man sowieso weglassen (ich habe nirgends gefunden, warum man den eigentlich zusetzt).

Das brauchen Sie:
• ein Badethermometer, um die Wassertemperatur zu messen
• 2 Leinentücher (es reichen einfache Geschirrtücher)
• 2 kleine Baumwollhandtücher oder Wollstrümpfe oder Wollschals (keine synthetischen Materialien!)

Für die Ästheten unter den Fiebernden gibt es auch ansprechende Wickelsets zu kaufen. Aber die oben genannten Tücher tun es auch.

So funktioniert es:
Als Erstes brauchen Sie eine Schüssel mit Wasser, dessen Temperatur etwa 2 bis 5 °C unter der aktuellen Körpertemperatur liegt. Das ist tatsächlich nur handwarm! Wenn Sie aus nostalgischen Gründen Essig zugeben möchten: Ein Esslöffel reicht.

Die Leinentücher gut anfeuchten. Beide Beine vom Fußgelenk bis über die Wade relativ straff umwickeln, dann die Handtücher locker darüber.

Lassen Sie die Wickel etwa zehn bis 20 Minuten an den Beinen. Nehmen Sie sie unbedingt ab, wenn Sie das Gefühl haben, dass die Tücher zu warm oder trocken werden!

Machen Sie vor dem nächsten Wickel eine Pause von 20 Minuten. Eine zu schnelle Fiebersenkung wäre für Ihren

ohnehin schon geschwächten Organismus eine zusätzliche
Anstrengung.

Sie können die Wadenwickel zwei- bis dreimal wieder-
holen.

Das sollten Sie wissen:
- Wadenwickel sind frühestens ab einem Alter von 12 Monaten geeignet.
- Der komplette Körper muss warm sein. Keine Wadenwickel bei kalten Füßen oder wenn das Fieber noch in der
  ansteigenden Phase ist!
- Nicht bei einer akuten Blasenentzündung.

 ## Reiseapotheke plus

Kopfschmerzen, Zahnschmerzen, Fieber: Ein gutes Schmerzmittel muss auf Reisen dabei sein!

Für die Fernreisenden gilt: In Regionen, in denen zu
Blutungen führende Fieber auftreten können (Denguefieber,
Gelbfieber), sind Acetylsalicylsäure oder Diclofenac ungeeig-
net, weil diese die Blutungen verstärken können. Besser geeignet ist Paracetamol.

Außerdem wichtig: ans Fieberthermometer denken!

Bei
grippalen Infekten

Wenn Sie auf Kalauer über Männergrippe hoffen, muss ich Sie enttäuschen. Aktuelle Forschungsergebnisse deuten nämlich darauf hin, dass der männliche Organismus Erkältungsviren tatsächlich weniger entgegenzusetzen hat. Das Jammern ist also wirklich größtenteils wissenschaftlich zu begründen.

Egal ob Mann oder Frau: Mit Kälte hat eine Erkältung wenig zu tun. Für die zu Beginn unangenehmen Halsschmerzen und den meist folgenden Husten und Schnupfen sind nämlich Viren verantwortlich. Sie tummeln sich gerne auf Lichtschaltern oder Türklinken und nutzen jede Gelegenheit, auf die nächste einladende Herberge aufzuspringen, um sich dort zu vermehren.

Die Vorbeugungsmaßnahme, die am wenigsten kostet und den meisten Gewinn verspricht, ist daher häufiges und gründliches Händewaschen.

Könnten Sie spontan sagen, wie lange ein Händewaschgang (Abtrocknen nicht mitgerechnet) bei Ihnen dauert? Bevor Sie weiterlesen: Gehen Sie zum Waschbecken und probieren Sie es aus!

Wieder da? Das war zu kurz. Doch. Ich weiß das, weil es den allermeisten so geht. Es helfen also alle Ausreden nichts, Sie müssen es noch mal tun, und diesmal singen Sie beim Einseifen zwei Durchgänge »Happy Birthday«! Das dauert ungefähr 20 Sekunden und ist der optimale Zeitraum, um die meisten Viren und Bakterien aus den Hautfalten zu vertreiben. Jetzt trocknen Sie Ihre Hände sorgfältig ab, weil Keime nicht gerne auf dem Trockenen liegen, und alles ist gut.

Richtiges Händewaschen schützt Sie davor, sich anzuste-
cken. Und Sie verteilen selbst nicht so viele Keime, worüber
sich Ihre Mitmenschen freuen.

Um als Bazillenmutterschiff nicht zur Keimschleuder zu
werden, halten Sie sich außerdem bitte an die:

Husten- und Nies-Etikette

- Egal, ob Sie husten oder niesen müssen: Halten Sie dabei zu
  Ihren Mitmenschen einen Abstand von mindestens einem
  Meter.
- Drehen Sie sich weg.
- NICHT in die hohle Hand husten oder niesen! Viele Keime
  in der Hand bedeuten viele Keime an der nächsten Türklin-
  ke oder an der nächsten Hand, die Sie schütteln, oder an
  Ihrem Trinkglas im Restaurant, das dann vom Serviceper-
  sonal in die Hand genommen werden muss, und … wir ver-
  stehen uns.
- Besser: Niesen oder husten Sie in ein Papiertaschentuch, das
  Sie anschließend entsorgen. Anschließend Hände waschen.
- Auch in Ordnung: in die Armbeuge niesen/husten.

Vielen stellt sich die Frage, ob man eine Erkältung überhaupt
behandeln kann und sollte. Es ist ja so: Ein grippaler Infekt
dauert ohne Behandlung eine Woche und mit Behandlung
sieben Tage. An der Krankheitsdauer werden Sie also nicht
viel drehen können. Aber es macht natürlich einen Unterschied, WIE Sie durch diese sieben Tage kommen: mit oder
ohne Kopf- und Gliederschmerzen? Haben Sie die Nase
gestrichen voll, oder können Sie sich dank freier Atemwege
wenigstens einigermaßen gut gesund schlafen?

DIE eine Pille gegen alle Erkältungsbeschwerden gibt es
leider nicht, lassen Sie sich da nichts vormachen. Natürlich
gibt es den berühmten »Erkältungssaft für die Nacht« und

GRIPPALER INFEKT: HAUSAPOTHEKE ODER BESSER ZUM ARZT?

ERKÄLTUNGSSYMPTOME: KOPF- UND GLIEDERSCHMERZEN, HALS-
SCHMERZEN, SCHNUPFEN, HUSTEN SEIT WENIGER ALS SIEBEN TAGEN

↓

· UNGEWÖHNLICH STARKES KRANKHEITSGEFÜHL
· HOHES FIEBER
· OHRENSCHMERZEN
· SCHMERZEN BEIM HUSTEN, ATEMNOT
· KEINE BESSERUNG EINER LEICHTEN ERKÄLTUNG NACH 7 TAGEN ODER SOGAR VERSCHLIMMERUNG

JA   ?   NEIN

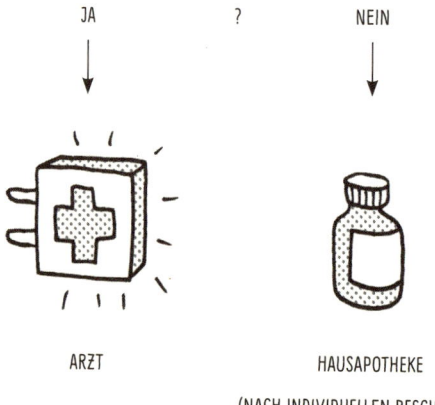

ARZT   HAUSAPOTHEKE
                (NACH INDIVIDUELLEN BESCHWERDEN)

das entsprechende Pendant für den Tag. Solche Komplex-
mittel sind allerdings mit Vorsicht zu genießen. Oft sind
Wirkstoffe enthalten, die Sie gar nicht benötigen. Es treten
nicht alle Beschwerden bei jedem Patienten auf, warum also
den kompletten Organismus mit überflüssigen Wirkstoffen
beschäftigen? Gerade solche Tabletten, die auch gegen eine
verstopfte Nase helfen, haben ihre Tücken. Sie enthalten Substanzen, die eine Verengung der Blutgefäße in der Nasen-

schleimhaut bewirken. Diesen Vorgang nennt man Vaso-
konstriktion. Durch diese Verengung der Blutgefäße in der
Nase kann die Nasenschleimhaut abschwellen, und die Atemluft kann wieder ungehindert strömen. Genauso wirken auch
Nasensprays. Aber im Gegensatz zur Anwendung als Nasenspray ist die Wirkung von Tabletten nicht auf die Nasenschleimhaut begrenzt. Bei manchen Patienten kann deswegen
der Blutdruck steigen, oder sie werden unruhig und bekommen unangenehmes Herzklopfen.

Und das ist nicht sinnvoll, wenn man sich eigentlich gesund
schlafen sollte. Natürlich sind diese Nebenwirkungen umso
stärker ausgeprägt, je höher die Dosierung ist. Es gibt allerdings Beschwerden, bei denen solche Wirkstoffe von Vorteil
sind. Mehr dazu beim »Schnupfen«.

Fazit: Kombinationspräparate sind oft ungünstig zusam-
mengesetzt und belasten Ihren Körper mit Wirkstoffen, die
Sie wahrscheinlich gar nicht brauchen. Behandeln Sie sich
besser individuell nach Ihren aktuellen Symptomen.

Was hilft bei ... Halsschmerzen?

Sie kennen das. Sie wachen morgens auf, haben ein unangenehmes Kratzen im Hals und denken erst mal an einen trockenen Hals. Spätestens nachdem Sie einen Schluck Ihres
Frühstückskaffees getrunken haben, spüren Sie aber: Es sind
die ersten Symptome einer sich anbahnenden Erkältung.

Ein schmerzender Hals, eine gerötete und geschwollene
Rachenschleimhaut plus mehr oder weniger ausgeprägte
Schmerzen beim Schlucken.

Erkältungsviren mit so niedlichen Namen wie »Corona«
(die übrigens auch noch entzückend aussehen!) oder »Rhino«
sind leider ein bisschen gemein und suchen sich gerne Nasen

HALSSCHMERZEN: HAUSAPOTHEKE ODER BESSER ZUM ARZT?

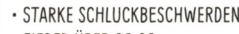

AKUTE HALSSCHMERZEN IM RAHMEN EINER ERKÄLTUNG

↓

- STARKE SCHLUCKBESCHWERDEN
- FIEBER ÜBER 39 °C
- LYMPHKNOTENSCHWELLUNGEN
- OHRENSCHMERZEN
- EITRIG BELEGTE MANDELN
- HAUTAUSSCHLAG

JA ? NEIN

↓   ↓

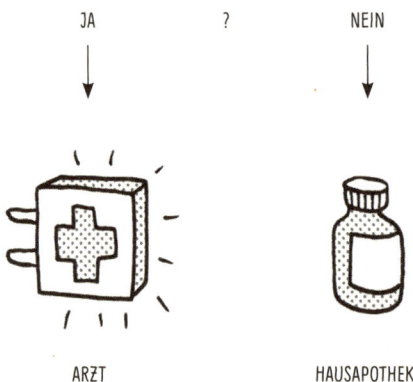

ARZT   HAUSAPOTHEKE

und Rachen als ein besonders einladendes Zuhause für ihre Vermehrung.

Eine Entzündung im Hals ist also zuerst einmal von Viren verursacht. Behandlungsversuche mit Antibiotika sind deswegen nicht zielführend. Die werden erst dann notwendig, wenn sich zu den Viren Bakterien dazugesellen. In diesem Fall heißt es für Sie aber sowieso: Ab zum Hausarzt!

Handelt es sich um Zeichen einer banalen Erkältung, sind Sie die ekligen Halsschmerzen nach spätestens einer Woche wieder los. Sind die Schmerzen sehr unangenehm, können Sie natürlich Maßnahmen zur Schmerzlinderung ergreifen.

Zuerst aber wieder die Frage: Hausapotheke oder besser zum Arzt?

Hausapotheke

In Apotheken stehen Lutschtabletten gegen Halsschmerzen Regalmeter an Regalmeter zum Einsatz bereit. Die meisten enthalten gut gemeinte Inhaltsstoffe wie Antiseptika, mit deren Hilfe man die gegnerischen Keime niederstrecken möchte, oder Lokalanästhetika, die den Schmerz ausknocken sollen. Aber gut gemeint ist nicht immer gut gemacht. Ganz schlimm wird es, wenn auch noch antibiotisch wirksame Substanzen im Spiel sind.

Problem Antiseptika: Antiseptisch wirksame Substanzen, zu denen beispielsweise Chlorhexidin, Benzalkoniumchlorid oder Cetylpyridiniumchlorid gehören, sollen die Anzahl der Keime verringern. Die Wirkung ist umstritten, da solche Mittel zwar einen gewissen Effekt haben, aber eben nur an der Oberfläche und nicht in tiefer liegenden Gewebeschichten der Schleimhaut. Sie können außerdem nicht zwischen krank machenden und »guten« Keimen in der Mundflora unterscheiden. Und sie neigen dazu, Allergien auszulösen.

Problem Lokalanästhetika: Solche Mittel sollen eine lokale Schmerzlinderung bringen. Meistens hinterlassen sie aber eher nur ein pelziges Gefühl, und die Schmerzlinderung ist von kurzer Dauer.

Empfehlenswert ist ein Wirkstoff, den Sie eventuell von einem früheren Husten kennen. Auch er wirkt lokal betäubend.

Ambroxol

Ambroxol ist als Hustenmittel seit 1979 auf dem Markt und wird bei festsitzendem Schleim angewendet. Es scheint zu der Art Wirkstoff zu gehören, die im Laufe der Jahre mit weiteren positiven Wirkungen aufwarten können. So entdeckte man vor nicht allzu langer Zeit, dass Ambroxol – lokal angewendet – ziemlich gut gegen Halsschmerzen wirkt und sogar ein bisschen entzündungshemmend ist.

✓ Für wen:

Erwachsene und Jugendliche ab 12 Jahren.

✗ Für wen nicht:

Bei Kindern und Jugendlichen unter 12 Jahren liegen noch nicht genügend Erfahrungen in der Anwendung von Ambroxol bei Halsschmerzen vor. Deswegen sollten sie Ambroxol nicht anwenden.

In der Schwangerschaft (hier besonders im ersten Drittel) und während der Stillzeit sollte Ambroxol nur nach Rücksprache mit dem Arzt angewendet werden. Und natürlich, wenn Sie gegen Ambroxol allergisch reagieren. Bitte informieren Sie sich auch in der Packungsbeilage!

⇄ Achtung, Wechselwirkungen:

Relevante Wechselwirkungen mit anderen Arzneimitteln sind bisher nicht bekannt geworden.

⚡⚡ Nebenwirkungen:

Häufig (bei weniger als 1 von 10 Behandelten, aber bei mehr als 1 von 100): Übelkeit, Taubheitsgefühle im Mund- und Rachenraum oder an der Zunge, Geschmacksstörungen.

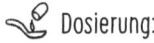 Dosierung:

Erwachsene und Kinder ab 12 Jahren:
Einzeldosis: 20 mg (eine Lutschtablette)
Tageshöchstdosis: 120 mg (sechs Lutschtabletten)

 Wann:

Mindestens eine halbe Stunde nach dem Lutschen sollten Sie
nichts essen, trinken und nicht die Zähne putzen, damit der
Wirkstoff möglichst lange auf die Schleimhaut einwirken kann.

🚀 So schnell geht's:

Die Wirkung kommt meist innerhalb von wenigen Minuten
und hält etwa 3 Stunden an.

Wieso nicht einfach eine Schmerztablette einwerfen?

Das können Sie selbstverständlich! Bei starken Halsschmerzen ist das sogar die favorisierte Methode. Und weil zusätzlich
zum schmerzenden Hals oft auch noch der Schädel brummt,
fangen Sie so zwei Beschwerden mit einer Tablette.

Gut geeignet zur Behandlung von Halsschmerzen sind:

• Ibuprofen und
• ASS

Paracetamol hat sich zur Linderung von Halsschmerzen als
nicht besonders gut wirksam gezeigt.

Und was ist mit Gurgeln, Salbeibonbons und Halswickeln?

Natürlich können Sie auch bei Halsschmerzen in Omas
Hausmittel-Trickkiste greifen. Die Entzündung im Hals lässt
sich so zwar nicht wegzaubern, aber Sie können die Heilung
so unterstützen, und vieles wirkt einfach äußerst wohltuend.

Gurgeln mit Salbeitee

Lecker ist anders, aber geben Sie dem Salbei eine Chance!

Die Blätter des Echten Salbeis *(Salvia officinalis)* warten nämlich mit ätherischen Ölen auf, die die Viren auf Ihrer Mundschleimhaut ganz gut in Schach halten können.

Zubereitung und Anwendung:
Übergießen Sie 2 gehäufte Teelöffel der Salbeiblätter (in Arzneibuchqualität) mit 150 Milliliter kochendem Wasser, und lassen Sie den Aufguss anschließend abgedeckt 10 Minuten ziehen. Das Abdecken ist hier besonders wichtig, weil sich die ätherischen Öle sonst verflüchtigen!

Gurgeln Sie zwei- bis viermal über den Tag verteilt möglichst warm! Essen und trinken Sie nach dem Gurgeln eine halbe Stunde lang nichts.

Bonbons lutschen

Kaugummi kauen, Bonbons lutschen, an eine saftig-saure Zitrone denken: Alles, was Ihren Speichelfluss anregt, ist der Genesung förderlich. Unser Speichel produziert Lysozym, ein Enzym, das durch seine antibakteriellen Eigenschaften das Immunsystem auf ganz natürliche Weise unterstützen kann.

Solange Sie auf zuckerfreie Varianten ausweichen, wird auch Ihr Zahnarzt nichts dagegen haben.

Warme Halswickel

 Gerade wenn das erste Kratzen im Hals auftaucht, empfinden die meisten Menschen einen feuchtwarmen Wickel um den Hals als angenehm.

Das brauchen Sie:
• ein Leinentuch (Geschirrtuch)
• einen Wollschal (kein synthetisches Material)

So funktioniert es:
Nehmen Sie das Leinentuch und tauchen Sie das Tuch in sehr warmes Wasser. Wringen Sie es anschließend aus und legen Sie sich das feuchte Tuch um den Hals. Anschließend wickeln Sie den Wollschal darüber, damit der feuchte Wickel nicht so schnell auskühlt. Sobald sich der Wickel kühl anfühlt, entfernen Sie ihn. Trocknen Sie den Hals ab, um ein Auskühlen zu vermeiden. Sie können den warmen Wickel mehrmals täglich anwenden.

Meine Mutter liebte Halswickel mit gekochten Kartoffeln. Um meinen Hals, nicht um ihren. Ich habe mich als Kind fürchterlich angestellt und ein Theater gemacht, als müsste ich ersticken. Irgendwann verlor meine Mutter dann glücklicherweise die Lust an den Wickeln, und die Kartoffeln wurden fortan wieder mit Quark zu Mittag serviert.

Beim Kartoffelwickel werden drei bis vier ungeschälte Kartoffeln mit Schale weichgekocht, samt Schale zerdrückt und so in ein Küchenhandtuch eingeschlagen, dass man dieses um den Hals legen kann, ohne dass die Kartoffelpampe herausquillt. Anschließend auch hier einen Wollschal darüberwickeln und eine halbe Stunde wirken lassen. Achtung: Die gekochten Kartoffeln können die Hitze unheimlich gut speichern! Warten Sie also, bis die Knollen nur noch gut warm sind. Ich will nicht, dass Sie gleich zum Kapitel Verbrennungen blättern müssen!

Was hilft bei ... Schnupfen?

In der Regel nehmen die Erkältungsviren nach getaner Arbeit im Hals gerne den Aufzug nach oben und wechseln die Etage in Richtung Nase. Und sie hüpfen vor Freude, wenn sie dort von der Heizungsluft ausgetrocknete und schlecht durchblutete Schleimhäute vorfinden. Oder der Besitzer der Nase zu viel gepafft hat. Das macht nämlich die Flimmerhärchen auf der Nasenschleimhaut träge, und sie können ihre eigentliche Aufgabe – den Rausschmeißer-Job für Störenfriede aller Art – nicht mehr zufriedenstellend erledigen. Beste Bedingungen also für die Viren, um sich in die Schleimhautzellen einzuschleusen, sich dort im Schnellverfahren zu vervielfältigen und mit geballter Kraft anzugreifen!

ERKÄLTUNGSVIREN BEI DER FAMILIENGRÜNDUNG

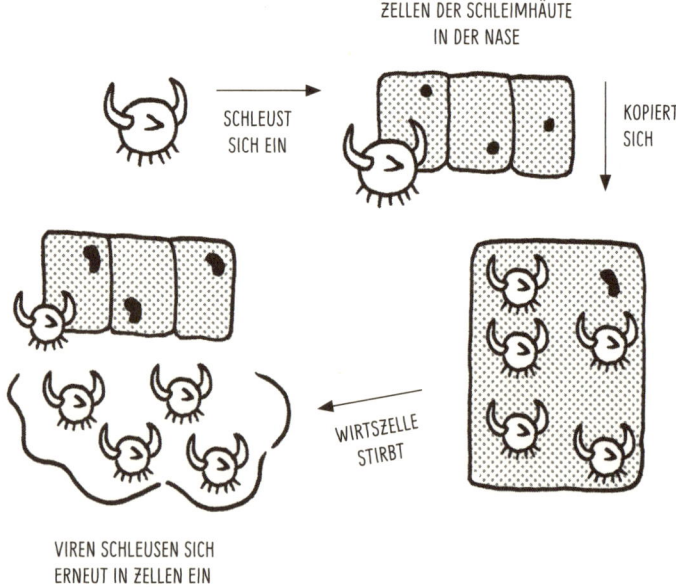

ZELLEN DER SCHLEIMHÄUTE
IN DER NASE

SCHLEUST
SICH EIN

KOPIERT
SICH

WIRTSZELLE
STIRBT

VIREN SCHLEUSEN SICH
ERNEUT IN ZELLEN EIN

Und was tut unsere Schleimhaut, um sich zu wehren? Sie versucht, die unerwünschten Gäste mit Geschwindigkeit loszuwerden, und bringt uns zum Niesen. Als unterstützende Maßnahme öffnet sie die Schleusen und spült mithilfe eines

SCHNUPFEN: HAUSAPOTHEKE ODER BESSER ZUM ARZT?

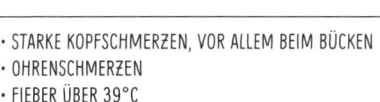

AKUTER SCHNUPFEN, FLIESSSCHNUPFEN, VERSTOPFTE NASE. NICHT ALLERGISCH BEDINGT!

- STARKE KOPFSCHMERZEN, VOR ALLEM BEIM BÜCKEN
- OHRENSCHMERZEN
- FIEBER ÜBER 39°C
- EITRIGES ODER BLUTIGES SEKRET
- DAUER LÄNGER ALS 10 TAGE

JA   ?   NEIN

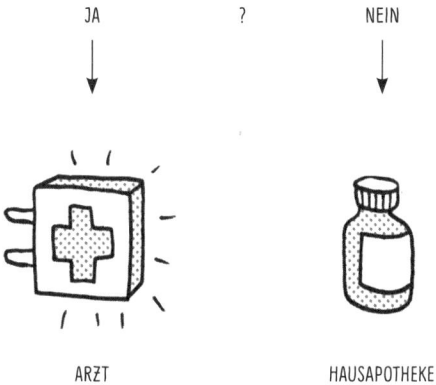

ARZT   HAUSAPOTHEKE

dünnflüssigen und wässrig klaren Sekrets kräftig durch. Hallo Fließschnupfen!

Leider zeigen sich die Viren meistens sehr hartnäckig, und die Nasenschleimhaut entzündet sich. Das Sekret wird nun gelblich und dickflüssig, und der Fließschnupfen hat sich zum Stockschnupfen gewandelt. Jetzt bekommen Sie schlecht Luft

und wenn es blöd läuft, eine Entzündung in den Nasennebenhöhlen (Sinusitis).

Zwischen unseren Nasenhaupthöhlen und den Nasennebenhöhlen laufen sehr schmale Verbindungsgänge, die Osti-
en. Schwellen diese bei einem Schnupfen zu, kann das Sekret
aus den Nasennebenhöhlen nicht mehr abfließen, und der
ganze Schleim staut sich dort. Ein willkommener Nährboden
für Bakterien! Die bakterielle Sinusitis ist deswegen eine der
häufigsten Komplikationen eines harmlosen Erkältungsschnupfens. Oberstes Therapieziel beim Schnupfen ist also:
Nasenatmung wiederherstellen und die Leitungen für den
Sekret-Abfluss frei machen.

 ## Hausapotheke

Die Symptome von Schnupfen sind auf viele Arten therapierbar. Die Medikamente, die ich Ihnen in diesem Abschnitt vor-
stelle, sind nicht für jeden Schnupfen und nicht für alle Patienten notwendig. Sie selbst wissen am besten, ob ein banaler
Schnupfen bei Ihnen regelmäßig in eine Nasennebenhöhlenentzündung mündet oder nicht. Und danach sollten Sie auch
Ihre Hausapotheke ausstatten.

 ## Abschwellende Nasensprays

Abschwellende Nasensprays enthalten oft den Wirkstoff Xy-
lometazolin. Durch ein Zusammenziehen der Blutgefäße in
der Nasenschleimhaut wird ein Abschwellen der Schleimhaut
erreicht und Nasenatmung sowie Sekretabfluss werden deutlich verbessert.

Solche Nasensprays sind einfach und bequem anzuwenden
und wirken zügig ohne große Nebenwirkungen. Sie wirken
allerdings nicht im Bereich der Nasennebenhöhlen, da die
Tröpfchen des Sprays nur etwa das vordere Drittel der Nasenhaupthöhlen erreichen.

Problematisch wird eine dauerhafte Anwendung, weil dadurch die Nasenschleimhaut Schaden nehmen kann. Und das kann bis zum Verlust des Geruchssinns führen.

Die meisten abschwellenden Nasensprays sind inzwischen als konservierungsmittelfreie Dosiersprays erhältlich. Durch das Niederdrücken der Kolbenpumpe wird immer eine exakt definierte Menge Arzneimittel freigegeben, sodass Sie bei korrekter Anwendung nicht überdosieren können.

✅ Für wen:
Erwachsene und Kinder ab 6 Jahren.

✖ Für wen nicht:
Sie sollten abschwellende Nasensprays nicht oder nur nach Rücksprache mit Ihrem Arzt anwenden, wenn Sie unter sehr hohem Blutdruck oder unter einem erhöhten Augeninnendruck (Engwinkelglaukom) leiden. Bei bestimmten Formen eines chronischen Schnupfens (Rhinitis sicca) dürfen Sie solche Nasensprays ebenfalls nicht anwenden. Vorsicht ist auch während einer Schwangerschaft geboten. Säuglinge dürfen solche Mittel nur nach Anweisung durch den Arzt bekommen. Bitte informieren Sie sich auch in der Packungsbeilage!

⮂ Achtung, Wechselwirkungen:
Wenn Sie bestimmte Medikamente gegen Depressionen (MAO-Hemmer) einnehmen und ein abschwellendes Nasenspray verwenden, kann es zu einer unerwünschten Blutdrucksteigerung kommen.

⚡⚡ Nebenwirkungen:
Häufig (bei weniger als 1 von 10 Behandelten, aber bei mehr als 1 von 100): Brennen der Nasenschleimhaut, Trockenheit, Niesen.

Dosierung:

Erwachsene und Kinder ab 6 Jahren:

Einzeldosis: einen Sprühstoß (0,1-prozentige Lösung) in jedes Nasenloch

Tageshöchstdosis: nach Bedarf bis zu 3-mal täglich

WICHTIG: Die Anwendung ist wegen der ungünstigen Auswirkung auf die Schleimhaut bei Daueranwendung auf 5 bis 7 Tage begrenzt!

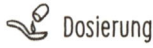 How to: Nasenspray richtig anwenden

Ein Nasenspray korrekt zu benutzen ist keine große Sache. Ein paar Punkte sollten Sie dennoch beachten:

- Teilen macht nicht immer glücklich. Deshalb: für jedes Familienmitglied sein eigenes Nasenspray.
- Vor der erstmaligen Anwendung des Nasensprays sollten Sie die Sprühpumpe ein paarmal außerhalb der Nase betätigen.
- Vor jeder Anwendung sollten Sie sich vorsichtig und ohne großen Druck schnäuzen.

Jetzt wird's lustig:

- Neigen Sie Ihren Kopf leicht nach vorne.
- Führen Sie mit der *rechten* Hand die Spitze des Dosiersprays etwa einen halben Zentimeter in das *linke* Nasenloch ein (quasi über Kreuz), ohne die Nasenscheidewand zu berühren.
- Geben Sie einen Sprühstoß ab und schniefen Sie dann leicht hoch. Sie wollen das Nasenspray nicht im Rachen oder in der Lunge haben!
- Jetzt die andere Seite: Führen Sie die Spitze des Dosiersprays mit der *linken* Hand in das *rechte* Nasenloch ein. Sprühstoß. Leicht einatmen.
- Applikatorspitze mit einem Papiertaschentuch abwischen. Kappe wieder drauf.

Hey! Ich hab das gesehen! Sie haben die Augen verdreht, als Sie meine Anleitung zur richtigen Anwendung eines simplen Schnupfensprays gelesen haben. »Jetzt übertreibt sie aber«, haben Sie gedacht.

Warum die aufwendige Choreografie? Indem Sie die jeweils gegenüberliegende Hand zum Sprühen benutzen, erreichen Sie automatisch den richtigen Winkel, um den bestmöglichen Effekt zu erreichen: weg von der Nasenscheidewand hin zur Nasenhaupthöhle. Die Schleimhaut auf der Nasenscheidewand ist nämlich besonders dünn und empfindlich. Konzentriert sich der abschwellende Wirkstoff aus dem Spray dort, reagiert so manche Schleimhaut oft beleidigt und brennt oder blutet gar. Außerdem kommt so mehr in der Nasenhöhle an. Sie wollen ja frei atmen können.

Beruhigen Sie sich, wenn Sie es bis jetzt einhändig getan haben. Ein Nasenspray auf diese Art anzuwenden ist sinnvoll, gehört aber nicht in die Kategorie »lebensnotwendig«.

 So schnell geht's:
Die Wirkung tritt innerhalb von 5 bis 10 Minuten ein und hält 5 bis 8 Stunden an.

 ## Pseudoephedrin
Dieses Arzneimittel ist kein Muss für Ihre Hausapotheke. Wenn Sie aber wissen, dass bei Ihnen ein einfacher Schnupfen *immer* in einer Nasennebenhöhlenentzündung endet, kann es zielführender sein, Tabletten zu schlucken. Hat sich die Entzündung nämlich schon in die Nasennebenhöhlen vorgearbeitet, kommen Sie mit einem Spray nicht weit. Dann ist es besser, von hinten anzugreifen, um eine bessere Belüftung der Nebenhöhlen zu erreichen. Allerdings ist diese Form der Selbstmedikation nicht für alle Patienten geeignet.

Fakt am Rande für die Leistungssportler unter Ihnen: Unter Einnahme von Pseudoephedrin fällt Ihr Dopingtest positiv aus.

✅ Für wen:

Erwachsene und Kinder ab 12 Jahren.

✂ Für wen nicht:

Sie dürfen Medikamente mit dem Wirkstoff Pseudoephedrin nicht einnehmen, wenn Sie unter 12 Jahre (dann dürfte ich dich eigentlich noch duzen) oder über 60 Jahre alt sind. Pseudoephedrin eignet sich außerdem nicht für Patienten mit einer Schilddrüsenüberfunktion (Hyperthyreose), Bluthochdruck (davon gibt es in Deutschland immerhin mehr als 18 Millionen!), Herzrhythmusstörungen, schweren Herzerkrankungen, erhöhtem Augeninnendruck und für schwangere oder stillende Frauen. Bitte informieren Sie sich auch in der Packungsbeilage!

⇄ Achtung, Wechselwirkungen:

Arzneimittel, die Pseudoephedrin enthalten, dürfen nicht zusammen mit bestimmten Mitteln gegen Depressionen eingenommen werden. Das gilt vor allem für trizyklische Antidepressiva und MAO-Hemmer. Weitere, für Sie eventuell zutreffende Wechselwirkungen mit anderen Arzneimitteln finden Sie in der Packungsbeilage.

⚡⚡ Nebenwirkungen:

Gelegentlich (bei weniger als 1 von 100, aber mehr als 1 von 1000 Behandelten): beschleunigter Puls, Herzklopfen, Unruhe und Schlaflosigkeit. Mit diesen Nebenwirkungen muss vor allem bei zu hoher Dosierung gerechnet werden.

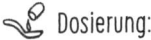 **Dosierung:**
Erwachsene und Kinder ab 12 Jahren:
Einzeldosis: 60 mg
Tageshöchstdosis: 180 mg
Die Anwendung sollte nicht länger als 3 bis 5 Tage dauern!

 Wann:
Zu oder nach dem Essen.

 Nicht zusammen mit:
Alkohol!

 So schnell geht's:
Die Wirkung tritt normalerweise innerhalb von 13 bis 30 Minuten ein und dauert 3 bis 4 Stunden an. Wenn Sie Pseudoephedrin als Retardzubereitung einnehmen, wird der Wirkstoff über einen längeren Zeitraum hinweg aus der Tablette
freigegeben, und die Wirkung hält bis zu 10 Stunden an.

Pflanzliche Schleimlöser: Cineol

Im Vergleich zu Placebo können Extrakte aus ätherischen
Ölen die Symptome eines Erkältungsschnupfens durchaus
lindern. Der Effekt war in Studien allerdings nicht besonders
stark ausgeprägt, und die Wirkung setzte auch erst nach etwa
4 Tagen ein.

Ein solcher pflanzlicher Schleimlöser ist Cineol. Cineol
wird aus den ätherischen Ölen von Eukalyptus hergestellt.
Der duftende Extrakt regt die Selbstreinigungskräfte unserer
Schleimhäute an und wirkt außerdem (schwach) entzün-
dungshemmend und abschwellend. Cineol-Präparate sind im
Allgemeinen gut verträglich. Wenn Sie einen empfindlichen
Magen haben, sollten Sie allerdings vorsichtig sein.

✓ **Für wen:**

Erwachsene und Kinder ab 8 Jahren.

✗ **Für wen nicht:**

Cineol-haltige Medikamente dürfen nicht bei Kindern unter 2 Jahren angewendet werden. Bei Kindern bis zum 8. Lebensjahr nur unter ärztlicher Kontrolle.

Bitte fragen Sie Ihren Arzt, wenn Sie schwanger sind oder stillen. Und nehmen Sie Cineol-haltige Arzneimittel natürlich bitte nicht ein, wenn Sie gegen Cineol allergisch sind. Bitte informieren Sie sich auch in der Packungsbeilage!

⇄ **Achtung, Wechselwirkungen:**

Bis jetzt keine bekannt.

⚡⚡ **Nebenwirkungen:**

Gelegentlich (bei weniger als 1 von 100, aber mehr als 1 von 1000 Behandelten): Magen-Darm-Beschwerden, wie Übelkeit oder Durchfall.

Und Sie duften, wenn Sie Cineol anwenden, gut nach Zitrone.

⚓ **Dosierung:**

Erwachsene:

Einzeldosis: 200 mg

Tageshöchstdosis: 400 bis 800 mg (letzteres in hartnäckigen Fällen)

Kinder von 8 bis 12 Jahre:

Einzeldosis: 100 mg

Tageshöchstdosis: 300 mg

🍽 **Wann:**

Eine halbe Stunde vor dem Essen mit viel Wasser.

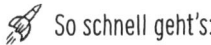 So schnell geht's:
Eine spürbare Wirkung tritt nach ungefähr 4 Tagen ein.

 Reiseapotheke plus
Die eiskalten Klimaanlagen in Hotel und Bus bescheren einem oft eine Erkältung. Ein abschwellendes Nasenspray gehört deswegen in die Reiseapotheke, vor allem wenn Sie fliegen. Mit verstopfter Nase funktioniert der Druckausgleich im Flugzeug nicht mehr richtig, was Ohrenschmerzen oder Innenohrschäden nach sich ziehen kann.

Zusätzlich leistet Ihnen ein salzhaltiges Nasenspray zur Befeuchtung der Schleimhaut in der trockenen Kabinenluft gute Dienste.

Was hilft bei ... Husten?

Hustenreiz fühlt sich für die Lunge an wie ein Mückenstich. Und weil wir dort schlecht mit unseren Fingern kratzen können, erledigt das die Lunge selbst und hustet. Mit einem Tempo von 250 Metern pro Sekunde. Das ist dreimal so schnell, wie ein Formel-1-Rennwagen fahren kann.

Husten ist anstrengend und lästig. Und wenn er den gesamten Oberkörper schmerzhaft durchschüttelt, merkt man erst, wie unauffällig und bescheiden der Körper den Akt der Atmung im gesunden Zustand verrichtet.

Husten ist ein Reflex. Normalerweise fließt die Atemluft durch die Nase oder den Mund über den Kehlkopf Richtung Luftröhre zu den Bronchien, wo anschließend der lebenswichtige Sauerstoff in das Blut gelangt. In den Gängen der Lunge ist es sehr eng, und unser Organismus tut alles, damit keine Fremdkörper hineinkommen – nicht mal ein bisschen Spucke darf da durch. Deshalb klappt beim Schlucken der

Kehldeckel (der auf dem Kehlkopf liegt) zu und leitet alles Flüssige und Feste zur Speiseröhre um. Verschlucken wir uns und berührt das Stückchen Erdnuss die Innenseite des Kehlkopfes, reagiert dieser extrem gereizt mit einem starken Hustenreflex und schleudert mit Wucht hinaus, was nicht hinein soll. Diesen Reflex können wir nicht unterdrücken, selbst wenn wir alle uns zur Verfügung stehende Willenskraft aufbieten würden.

Husten ist in so einem Fall die absolut richtige Strategie.

Ein bisschen anders sieht es aus, wenn wir uns erkältet haben und die Ursache des Hustens eine virale Infektion ist. Sie kennen das: In den ersten zwei bis drei Tagen kitzelt und kratzt es, und wir wollen uns dauernd räuspern und hüsteln. In dieser Phase ist der Husten aber noch ein reiner Reizhusten und unproduktiv. Die Schleimproduktion hat noch gar nicht begonnen. Husten ist insofern zwecklos. Geben wir unserem Drang jetzt nach, schmettern wir die Schleimhäute in den Bronchien praktisch ungebremst aneinander, und wir erhalten das gleiche Ergebnis, als wenn wir einem juckenden Mückenstich mit exzessivem Kratzen begegnen: Es juckt immer mehr. Und der Hustenreiz wird schlimmer. Zähmen Sie also in diesem Stadium ruhig Ihren Hustenreiz mit einem reizlindernden Mittel. Darüber freuen sich dann auch die anderen Konzertbesucher.

Auf diese kurze Trockenheitsperiode folgt fast immer der sogenannte produktive, verschleimte Husten. Der Schleim ist oft zäh und kann nicht so ohne Weiteres abgehustet werden. Schleim in den Bronchien bereitet aber für Bakterien eine kuschelige Umgebung, und das wollen wir nicht fördern. Mittel, die den Schleim verflüssigen, sind nun hilfreich. Und Sie dürfen ab sofort husten! Allerdings auch jetzt zurückhaltend und nicht mit voller Kraft.

Was die Angelegenheit ein wenig kompliziert macht: Bei einem trockenen Husten helfen Schleimlöser kein bisschen

HUSTEN: HAUSAPOTHEKE ODER BESSER ZUM ARZT?

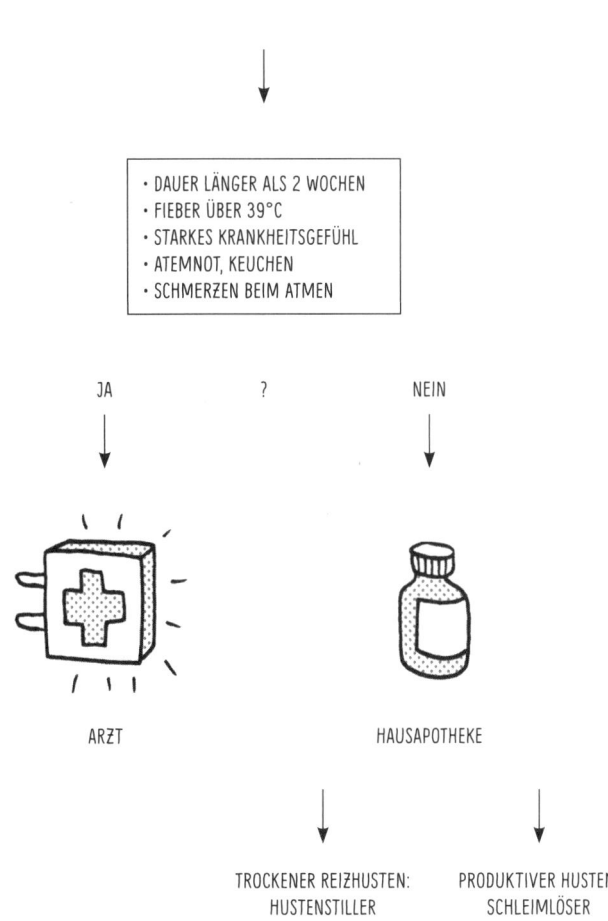

AKUTER HUSTEN IN KOMBINATION MIT TYPISCHEN ERKÄLTUNGSSYMPTOMEN

- DAUER LÄNGER ALS 2 WOCHEN
- FIEBER ÜBER 39°C
- STARKES KRANKHEITSGEFÜHL
- ATEMNOT, KEUCHEN
- SCHMERZEN BEIM ATMEN

JA   ?   NEIN

ARZT   HAUSAPOTHEKE

TROCKENER REIZHUSTEN: PRODUKTIVER HUSTEN:
HUSTENSTILLER   SCHLEIMLÖSER

weiter. Während Hustenstiller, eingesetzt bei produktivem Husten, ebenfalls kritisch werden können. Durch den Schleimlöser löst sich das Sekret, kann aber nicht abgehustet werden, weil der Hustenstiller den Hustenreiz lahmgelegt hat. Willkommen im Bakterien-Nest!

Einzige Ausnahme: Wenn Sie wegen des Hustens sehr schlecht schlafen können, können Sie kurz vor dem Schlafengehen eine Einzeldosis eines Hustenstillers einnehmen. Ausnahmsweise!

Aber niemals tagsüber, wenn Sie gleichzeitig einen Hustenlöser verwenden.

Jetzt würde ich Ihnen gerne was husten. Damit Sie hören könnten, wie sich ein trockener Reizhusten vom produktiven Husten unterscheidet. Aber das geben gedruckte Bücher noch nicht her. Wenn Sie aber im Internet nach »Hörbeispiel Husten« suchen, werden Sie fündig.

Hausapotheke

Weil der Reizhusten vor dem verschleimten auftritt, stelle ich Ihnen auch zuerst die Hustenstiller, anschließend die Mittel zum Schleimlösen vor.

Hustenstiller (in der Fachsprache: Antitussiva) sind:

Dextromethorphan

Hustenstiller sind ein Segen für Hustengeplagte, wenn sie korrekt angewendet werden. Dennoch sollten Sie auf das Kleingedruckte achten. Denn: Dextromethorphan unterdrückt den Hustenreiz direkt in der Kommandozentrale der Reflexe: im Stammhirn. Und wenn eine Substanz unser sensibelstes Organ beeinflusst, sollten wir es mit der Dosierung besonders genau nehmen. Andernfalls rücken die Nebenwirkungen in den Vordergrund. Dextromethorphan belagert bei zu hoher Dosierung nämlich unsere Opioidrezeptoren. Zur Wiederholung: Das sind die Andockstellen im Gehirn, auf die

sich auch unsere Glückshormone – die Endorphine – setzen.
Dextromethorphan in hoher Dosis führt deswegen zu Wahr-
nehmungsstörungen, Euphorie und »Duseligkeit« – der
Grund, warum Dextromethorphan zu einer gewissen Abhän-
gigkeit führen kann. Von einem diesbezüglichen Test rate ich
dringend ab. Zur Euphorie gibt es nämlich gratis Blutdruck-
abfall, Störungen von Bewegungsabläufen, teils starke Mus-
kelkrämpfe und gefährliche Atemstörungen.

✔ Für wen:

Erwachsene und Kinder ab 12 Jahren.

Der Wirkstoff kann prinzipiell auch bei jüngeren Kindern
angewendet werden. Meiner Meinung nach gehören Kinder
mit Husten aber immer zum Arzt.

✖ Für wen nicht:

Wenn Ihr Husten stark produktiv ist (also sehr verschleimt),
wenn Sie bestimmte Mittel gegen Depressionen einnehmen
(MAO-Hemmer), wenn Sie zu Medikamentenabhängigkeit
neigen und wenn Ihre Leber nicht ausreichend arbeitet, dürfen Sie Dextromethorphan nicht einnehmen. Wenn Sie stillen, dürfen Sie Dextromethorphan nicht einnehmen. Außerdem nicht bei eingeschränkter Lungenfunktion, Asthma,
COPD oder einer Lungenentzündung. Bitte informieren Sie
sich auch in der Packungsbeilage!

⮂ Achtung, Wechselwirkungen:

Generell können mit allen Arzneimitteln, die eine dämpfende
Wirkung auf das zentrale Nervensystem haben, Wechselwirkungen entstehen.

Weitere, für Sie eventuell zutreffende Wechselwirkungen
mit anderen Arzneimitteln finden Sie in der Packungsbeilage.

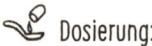 **Nebenwirkungen:**
Häufig (bei weniger als 1 von 10 Behandelten, aber bei mehr als 1 von 100): Müdigkeit und Schwindelgefühl, Übelkeit und Magen-Darm-Beschwerden.

 Dosierung:
Erwachsene und Kinder ab 12 Jahren:
Einzeldosis: 30 mg
Tageshöchstdosis: 120 mg
   Bitte nehmen Sie Hustenstiller ohne ärztlichen Rat nicht länger als 3 Tage!

 Wann:
Unabhängig vom Essen.

 Nicht zusammen mit:
Alkohol

So schnell geht's:
Die Wirkung tritt normalerweise nach 15 bis 30 Minuten ein und hält 5 bis 6 Stunden an.

Aus der grünen Apotheke

Die wissenschaftliche Datenlage ist bei pflanzlichen Hustenstillern nicht besonders aussagekräftig. Wenn Sie es trotzdem mit einem pflanzlichen Präparat probieren möchten, sollten Sie Eibisch, Primelwurzel oder Spitzwegerich wählen. Diese Pflanzen gehören zu den sogenannten Schleimstoffdrogen. Die enthaltenen Schleimstoffe »schmieren« die entsprechenden Rezeptoren, indem sie diese vorübergehend einhüllen. Dementsprechend kurz ist die Wirkdauer. Wenn Sie gerne Tee trinken, können Sie das tun. Diese Pflanzen werden aber nicht wie herkömmliche Tees zubereitet, sondern als Kaltauszug. Die Teedrogen werden mit kaltem Wasser angesetzt, man lässt sie einige Stunden stehen und seiht anschließend ab. Vor dem Trinken wird der Tee erhitzt, um etwaige Keime abzutöten. Außerdem ist er warm wohltuender. Wenn Sie es gerne bequemer haben: Es sind selbstverständlich auch Saftzubereitungen im Handel.

Honig scheint übrigens ebenfalls eine recht gute hustenreizstillende Wirkung zu besitzen. Probieren Sie mal Fenchelhonig!

Allerdings ist Honig nicht für Kinder geeignet, die jünger als 12 Monate sind. Vielleicht haben Sie auf einem Honig-Etikett schon mal den Hinweis gelesen, dass Honig nicht für Säuglinge geeignet ist, und sich gefragt, warum ein natürliches Produkt für Kinder schädlich sein sollte? Könnte das an eventuellen Pestizidrückständen liegen? Die sind in diesem Fall unschuldig. Die Bedrohung geht von einer zum Glück sehr seltenen Krankheit, dem Säuglingsbotulismus, aus. Honig kann von Fall zu Fall mit dem Keim *Clostridium botulinum* verunreinigt sein. Weil die gesunde Darmflora von Säuglingen noch nicht ausgereift ist, hat der Keim bei der Besiedelung des jungen Darms leichtes Spiel.

Und was bei Hollywoodschönheiten für glatte Haut ohne Mimikfältchen sorgt, kann Säuglingen den Tod bringen. Der Keim stellt nämlich Botulinumgift her – besser bekannt als BOTOX (BOtulinumTOXin). Das Gift lähmt Muskeln, unter anderem auch die Atemhilfsmuskulatur, was zum Atemstillstand führen kann.

In Deutschland kommen nur vereinzelt Fälle von Säuglingsbotulismus vor. Trotzdem sollten Kinder, die jünger als ein Jahr sind, vorsichtshalber keinen Honig bekommen.

Schleimlöser (in der Fachsprache: Sekretolytika oder Expektoranzien) sind:

Obwohl Hustenmittel bei den Verkaufszahlen weit vorne liegen, hat die Chemie beim akuten Husten nicht besonders viel zu bieten. Die Datenlage kann nicht überzeugen.

Bei pflanzlichen Arzneimitteln sieht es etwas besser aus.

 ### Cineol

Cineol habe ich Ihnen beim Thema Schnupfen bereits vorgestellt.

 ### Thymian-Extrakte

Thymian harmoniert nicht nur wunderbar mit Auberginen und Zucchini in einer Ratatouille. Er gibt auch dem zähen Schleim in den Bronchien ordentlich Pfeffer. Der Hauptinhaltsstoff im Thymian heißt Thymol und ist für die schleimlösende Wirkung verantwortlich. Thymian-Extrakte wirken außerdem entzündungshemmend und ein bisschen krampflösend.

In jedem Fall ist es eine wohlschmeckende Arznei.

 ### Für wen:

Erwachsene und Kinder ab 6 Jahren.

Thymian kann prinzipiell auch bei jüngeren Kindern angewendet werden. Ich habe es schon mal erwähnt: Meiner Meinung nach gehören Kinder mit Husten immer zum Arzt.

✄ Für wen nicht:

Wenn Sie schwanger sind oder stillen, sollten Sie vorsichtshalber mit Ihrem Arzt sprechen. Bitte informieren Sie sich auch in der Packungsbeilage!

⚡ Achtung, Wechselwirkungen:

Bis jetzt sind noch keine Wechselwirkungen von Thymian-Extrakten mit anderen Arzneimitteln bekannt geworden.

⚡⚡ Nebenwirkungen:

Bei der Verwendung von Thymian-Extrakten treten nur selten Nebenwirkungen auf.

🥄 Dosierung:

Es sind verschiedene Thymian-Präparate auf dem Markt, die hauptsächlich aus einem sogenannten Fluid-Extrakt hergestellt werden. Fluid-Extrakte sind besonders konzentrierte Extrakte. Meine Angaben beziehen sich auf die entsprechende Menge Fluid-Extrakt. Die Menge der Tropfen variiert von Hersteller zu Hersteller, da diese unterschiedliche Tropfflaschen verwenden. Lesen Sie bitte bezüglich der konkreten Tropfenmenge in der jeweiligen Packungsbeilage nach.

Erwachsene und Kinder ab 12 Jahren:
Einzeldosis: 1 bis 2 g Fluidextrakt
Tageshöchstdosis: 6 g Fluidextrakt

Kinder 6 bis 11 Jahre:
Einzeldosis: 0,5 bis 1 g Fluidextrakt
Tageshöchstdosis: 3 g Fluidextrakt

🍽 Wann:

Unabhängig vom Essen.

🚀 So schnell geht's:

Hierzu gibt es keine Angaben.

Bei Magen- und Darmproblemen

Kaum überschreitet die Außentemperatur die 15-Grad-Marke, riecht es irgendwo nach Schweinenackensteak. Die Grillsaison ist nach der Plätzchen- und Stollenzeit die größte Herausforderung für unseren Verdauungstrakt, und so manche Nachtruhe wird vom schmerzhaften Brennen in der Speiseröhre getrübt.

Aber auch wenn Sie bei Zucker und Fett Zurückhaltung üben können und gut durch Advent und Grillsommer kommen: Spätestens im nächsten Spätwinter drohen Noroviren, die heftige Durchfälle und Erbrechen verursachen können.

Entsprechende Mittel sind also in der Hausapotheke willkommen!

Was hilft bei ... Sodbrennen?

Eine meiner Nichten schnappte im Kindergartenalter auf, dass meine Mutter Tomatensauce nicht gut vertrug. »Oma hat Saucenbrennen« war ihre gelispelte logische Schlussfolgerung.

Wie fühlt sich Sodbrennen an? Die meisten Menschen spüren ein Brennen, manchmal verbunden mit Schmerzen, hinter dem Brustbein. Manchmal kann es einem auch sauer aufstoßen – im wörtlichen Sinne. Die Säure kriecht außerdem häufig beim Bücken oder in der Nacht, wenn Sie flach liegen, nach oben.

Sodbrennen kann viele Auslöser unterschiedlichster Herkunft haben. Tomatensauce kann tatsächlich einer sein. Oder Kohlensäure, Kaffee, Alkohol. Und von einigen Medikamenten (Schmerzmittel aus der Gruppe der NSAID oder Kortison-Präparate) kennen wir das fiese Brennen ebenfalls.

Wir haben bereits gesehen, wie sauer es im Magen normalerweise zugeht und wie ätzend der Magensaft sein kann. Klugerweise hat die Natur unseren Magen aber mit einer Schleimhaut ausgestattet, die ihn vor einer möglichen Selbstverdauung durch die Säure schützt. Die Speiseröhre hingegen besitzt keine entsprechende Schutzschicht – ursprünglich ist sie ja auch als Einbahnstraße konzipiert. Das Keine-Durchfahrt-Schild hängt am unteren Schließmuskel der Speiseröhre. Und dieser kann schon mal schwächeln.

Er bekommt zum Beispiel Probleme durch:

- Nikotin. Der Glimmstängel entspannt nicht nur das Belohnungszentrum dessen, der ihn in der Hand hält, sondern auch den Speiseröhrenschließmuskel. Da kann sich schon mal etwas Magensäure nach oben mogeln.
- Progesteron. Das Hormon sorgt in der Schwangerschaft ebenfalls für einen entspannten Schließmuskel. Effekt siehe oben.
- Stress, Sorgen, Hektik
- Übergewicht

Sodbrennen kann ein Symptom für verschiedenste Erkrankungen sein. Unbehandelt kann Sodbrennen aber auch andere Erkrankungen nach sich ziehen. Wenn Sie wirklich nur sehr selten Sodbrennen haben, können Sie das selbst behandeln. Bei häufigerem Auftreten sollten Sie unbedingt Ihren Arzt aufsuchen.

SODBRENNEN: HAUSAPOTHEKE ODER BESSER DOCH ZUM ARZT?

AKUTES SODBRENNEN, DAS SELTEN AUFTRITT

· TÄGLICHES SODBRENNEN ODER MEHRFACH PRO WOCHE
· HÄUFIG WIEDERKEHRENDES SODBRENNEN
· VERBUNDEN MIT SCHMERZEN UND/ODER SCHLUCKBESCHWERDEN
· SODBRENNEN WÄHREND DER SCHWANGERSCHAFT

JA   ?   NEIN

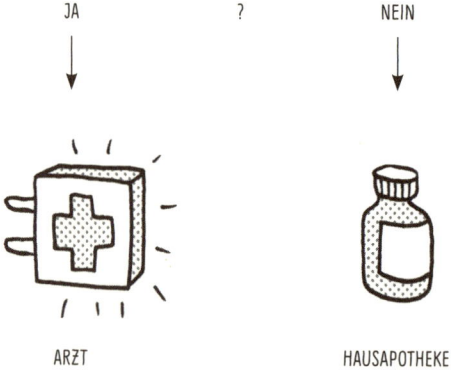

ARZT   HAUSAPOTHEKE

Hausapotheke

In der Selbstmedikation von Sodbrennen haben Sie die Wahl zwischen zwei unterschiedlichen Angriffspunkten.

Antazida sind Arzneimittel, die die Magensäure direkt im Magen an Ort und Stelle neutralisieren. Ihr Vorteil ist, sie werden nicht in den Blutkreislauf aufgenommen und lassen somit auch weniger Nebenwirkungen erwarten. Manche dieser Arzneimittel stehen jedoch in der Kritik, weil sie Aluminium enthalten. Problematisch ist auch die gleichzeitige Einnahme mit anderen Arzneimitteln, weil manche Antazida nicht nur die Magensäure, sondern auch andere Arzneimittel sehr fest an sich binden. So fest, dass diese nicht mehr ins Blut gelangen können. Es sind aber auch Antazida im Handel, die zuverlässig wirken, aber weder Aluminium enthalten noch andere Arzneistoffe »gefangen nehmen«. Ein solches werde ich Ihnen später vorstellen.

Protonenpumpenhemmer (PPI; das »I« steht für den Fachausdruck »Inhibitor«) wirken auf eine andere Weise. Sie neutralisieren die Säure nicht direkt im Magen, sondern werden resorbiert, also in den Blutkreislauf aufgenommen, und hindern anschließend die säurebildenden Magenzellen an einer Überproduktion. Die Wirkung von PPI ist ausgeprägter und nachhaltiger als die der Antazida. Allerdings gibt es auch mehr Nebenwirkungen.

Antazida: Alginat

Es klingt nicht nur so, dieser Wirkstoff wird tatsächlich aus Algen gewonnen! Die Braunalge – *Laminaria hyperborea* – liefert uns eine Substanz, die gemeinsam mit der Magensäure eine recht stabile Schaumschicht bildet. Sie können sich das wie ein auf dem Mageninhalt schwimmendes Schlauchboot vorstellen. Wird der Wellengang durch zu viel Säure stürmischer, schwappt das Schlauchboot nach oben und verschließt wie ein elastischer Deckel den Weg nach oben. Dadurch verhindert es ein Vorbeimogeln des sauren Magensaftes am Pförtner. Zusätzlich enthalten solche Arzneimittel meistens noch mineralische Verbindungen, die die Säure etwas abmildern.

ALGINATE SIND DAS RETTENDE BOOT
AUF DEM MAGENSÄURE-SEE

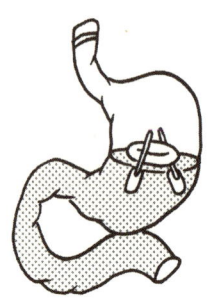

✔ Für wen:

Erwachsene und Kinder ab 12 Jahren.

(Bei Kindern gilt aber bei derartigen Problemen: Ab zum Kinderarzt!)

✖ Für wen nicht:

Das Arzneimittel enthält Kalium, Natrium und Magnesium. Wenn Sie aufgrund bestimmter Nierenerkrankungen die Zufuhr dieser Mineralstoffe beschränken müssen, sollten Sie den Arzt oder Apotheker fragen.

Und natürlich, wenn Sie auf Alginate allergisch reagieren. Bitte informieren Sie sich auch in der Packungsbeilage!

⇄ Achtung, Wechselwirkungen:

Wechselwirkungen mit anderen Arzneimitteln sind bisher nicht bekannt.

⚡⚡ Nebenwirkungen:

Es sind keine sehr häufigen, häufigen oder gelegentlichen Nebenwirkungen bekannt.

✒ Dosierung:

Erwachsene und Jugendliche ab 12 Jahren:

Das Präparat ist als flüssige Zubereitung in der Flasche oder in einzeldosierten Beutelchen im Handel. Nehmen Sie jeweils eine Dosis nach den Mahlzeiten und vor dem Schlafengehen.

Bitte nehmen Sie Arzneimittel gegen Sodbrennen ohne ärztlichen Rat nicht länger als 7 Tage! Spätestens dann sind die Beschwerden vom Arzt abzuklären.

🍽 Wann:
Nach den Mahlzeiten und vor dem Schlafengehen.

🚀 So schnell geht's:
Die Wirkung tritt innerhalb von 10 bis 20 Minuten ein und hält 1 bis 3 Stunden an.

Protonenpumpenhemmer (PPI): Omeprazol

PPI, wie beispielsweise Omeprazol, wirken sehr effektiv gegen zu viel Säure im Magen. Bei leichtem Sodbrennen wären sie die berüchtigten Kanonenkugeln auf spatzenhafte Beschwerden. Bei ausgeprägteren Symptomen wirken sie allerdings wie ein schützendes Pflaster für die gestresste Magenschleimhaut.

Omeprazol und seine Kollegen werden, umhüllt von einem magensaftresistenten Überzug, durch den Magen geschleust und anschließend im Dünndarm resorbiert. Über den Blutkreislauf greift der Arzneistoff quasi von hinten an, indem er die Säurebildung in den dafür zuständigen Zellen im Magen hemmt.

✔ Für wen:
Erwachsene

✂ Für wen nicht:

Wenn Sie schwanger sind oder stillen, sollten Sie Ihren Arzt fragen. Außerdem dürfen Sie Omeprazol nicht einnehmen, wenn Sie gegen den Wirkstoff allergisch sind. Bitte informieren Sie sich auch in der Packungsbeilage!

⮂ Achtung, Wechselwirkungen:

Omeprazol wird hauptsächlich in der Leber abgebaut. Solche Arzneimittel bergen immer das Risiko zahlreicher Wechselwirkungen. Die Liste in der Packungsbeilage ist recht lang. Informieren Sie sich bitte dort, wenn Sie zusätzlich andere Arzneimittel einnehmen. Oder fragen Sie … Sie wissen schon.

ϟϟ Nebenwirkungen:

Häufig (bei weniger als 1 von 10 Behandelten, aber bei mehr als 1 von 100): Durchfall, Verstopfung, Blähungen mit Pupsen, Übelkeit und Erbrechen. Müdigkeit, Schläfrigkeit, Schlafstörungen, Schwindel und Kopfschmerzen.

⤜ Dosierung:

Erwachsene:
1-mal täglich 20 mg.

Die Kapseln dürfen nicht gemörsert oder auf sonstige Weise gewaltsam zerstört werden. Der Wirkstoff selbst darf nämlich nicht mit Magensäure in Kontakt kommen, weil er sonst seine Wirkung verliert.

Wenn Sie Probleme mit dem Schlucken der Kapseln haben (und auch die Tipps aus dem entsprechenden Kapitel Sie nicht weiterbringen):

- Öffnen Sie die Kapsel vorsichtig. Sehen Sie die kleinen Kügelchen? Diese enthalten den Wirkstoff und sind mit einem

säurefesten Überzug ummantelt. Deshalb müssen sie heil
bleiben.
- Geben Sie die Kügelchen in ein halbes Glas Leitungswasser
oder stilles Mineralwasser und rühren Sie um. Verwenden
Sie keinen Saft oder Cola oder Ähnliches!
- Trinken Sie Flüssigkeit samt Kügelchen.
- Glas noch mal halb mit Wasser füllen, schwenken und trin-
ken, damit Sie auch wirklich alles erwischen.

Bitte nehmen Sie Arzneimittel gegen Sodbrennen ohne ärztlichen Rat nicht länger als 7 Tage! Spätestens dann sind die
Beschwerden abzuklären.

 Wann:
NÜCHTERN: 30 bis 60 Minuten vor einer Mahlzeit.

 So schnell geht's:
Die Wirkung tritt innerhalb von 1 bis 3 Stunden ein und hält
einen bis mehrere Tage an.

Tipps zur Brandverhütung und weitere Feuerlöscher
- Streben Sie ein gesundes Gewicht an, wenn Sie zu viel auf
die Waage bringen. Bei starkem Übergewicht drückt es von
allen Seiten auf den Magen. Manchmal bleibt dem Magenin-
halt dann nur der Weg nach oben.
- Haben Sie spezielle Nahrungsmittel im Verdacht, auf die
Sie sauer reagieren? Vom Speiseplan streichen.
- Kneipp sagte: »Spätes Essen füllt die Särge.« Ich weiß nicht,
ob das inzwischen belegt wurde, aber zumindest fördert es
Sodbrennen.
- Stellen Sie das Kopfende Ihres Bettes höher. Vorausgesetzt,
das beeinträchtigt nicht Ihre Schlafqualität.
- Wenn Sie Seitenschläfer sind: Schlafen Sie auf der linken

Seite. Magen und Speiseröhre sind dann so platziert, dass die Säure nicht mehr so leicht hochkriechen kann.

- Ein Glas lauwarme Milch kann das Brennen kurzfristig lindern.
- Ein Esslöffel trockene Haferflocken, langsam und gründlich gekaut, funktioniert ebenfalls.

Was hilft bei ...
Übelkeit und Erbrechen?

»Magen an Hirnstamm! Magen an Hirnstamm! Alle fertig machen zum Erbrechen!« (frei nach Otto Waalkes)

Unser Körper hat einen ausgeklügelten Ablaufplan, wenn etwas Verdächtiges in unserem Magen landet:

- Sobald das Gehirn vom Magen diesbezüglich alarmiert wird, schickt es mehr Blut in die Bauchmuskulatur, denn die muss gleich volle Leistung bringen. Deswegen werden wir blass um die Nase.
- Die Speicheldrüsen bekommen den Auftrag, die Speichelproduktion hochzufahren, damit die Zähne besser vor dem zu erwartenden sauren Schwall geschützt werden (ist es nicht faszinierend, woran der Körper denkt?!).
- Dann nimmt der Magen Anlauf: Nachdem wir tief Luft geholt haben, machen Luftröhre und Nase dicht, während die Bauchmuskulatur und das Zwerchfell alles geben.

Und dann geht die Post ab. Organisiertes Erbrechen sozusagen.

Vor dem Würgen steht die Übelkeit. Die muss nicht zwangsläufig zum Erbrechen führen. Unangenehm ist sie allemal. Warum wird uns übel, und warum in aller Welt muss

ÜBELKEIT UND ERBRECHEN: HAUSAPOTHEKE ODER BESSER ZUM ARZT?

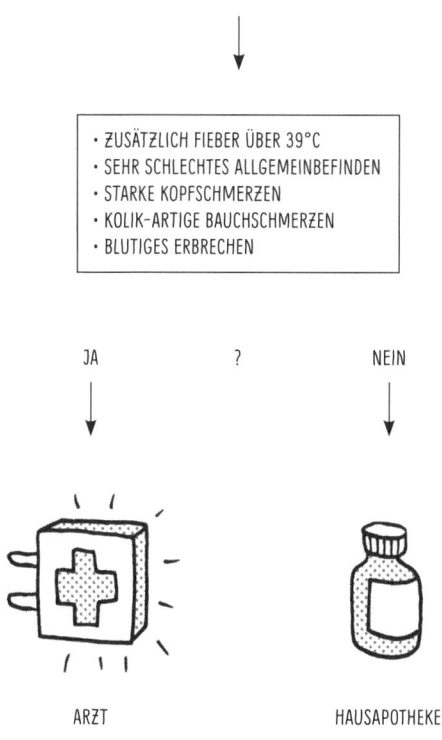

AKUTE ÜBELKEIT SEIT WENIGER ALS 24 STUNDEN ODER REISEÜBELKEIT,
ERBRECHEN SEIT WENIGER ALS 2 TAGEN, NICHT MEHR ALS 4X TÄGLICH

· ZUSÄTZLICH FIEBER ÜBER 39°C
· SEHR SCHLECHTES ALLGEMEINBEFINDEN
· STARKE KOPFSCHMERZEN
· KOLIK-ARTIGE BAUCHSCHMERZEN
· BLUTIGES ERBRECHEN

JA   ?   NEIN

ARZT   HAUSAPOTHEKE

das Zeug dann auf so unangenehme Weise oben rausgeschleudert werden?

Übelkeit und/oder Erbrechen sind Schutzmechanismen. Wenn wir ein verdorbenes Lebensmittel gegessen haben oder einen Magen-Darm-Virus aufgeschnappt haben, versucht unser Körper zu verhindern, dass das, was uns schaden könnte, weiter nach unten in den Darm gelangt. Von dort aus könnten sonst eventuell giftige Stoffe ins Blut gelangen.

Sie würden das sowieso nicht schaffen, aber: Brechreiz sollten Sie nicht unterdrücken. Die Störenfriede müssen raus. Bei einem »verdorbenen Magen« sollten Sie in der akuten Brechphase deshalb auch erst mal kein Arzneimittel gegen das Erbrechen anwenden.

Übelkeit und Erbrechen können verschiedenste Gründe haben: Eine durchzechte Nacht, Schwangerschaft (eventuell in dieser Reihenfolge), Ekel oder Reisekrankheit gehören zu den eher harmlosen Ursachen. Ungewöhnlich starke Übelkeit könnte jedoch auch auf eine Gehirnerschütterung oder einen Sonnenstich hindeuten – vorausgesetzt, Sie haben sich den Kopf angehauen oder waren tatsächlich zu lange an der Sonne. Und manchmal findet man bestimmte Umstände zum Kotzen. Das nennt man dann psychogene Übelkeit, die aber oft nicht weniger belastend ist.

Hausapotheke
Wirksame Arzneimittel gegen Erbrechen beruhigen das Brechzentrum auf direktem Weg. Sie können die Ursache der Übelkeit nicht beseitigen, aber wenn der Magen leer ist und der Brechreiz trotzdem anhält, verschaffen sie Linderung.

Dimenhydrinat oder Diphenhydramin
Klingen nicht nur ähnlich, wirken auch ähnlich.

Beide Mittel können sowohl bei Erbrechen als auch zu dessen Vorbeugung bei Reiseübelkeit angewendet werden.

 Für wen:
Erwachsene und Kinder ab 12 Jahren. Mit kleineren Kindern und vor allem Säuglingen sollten Sie bei Übelkeit und Erbrechen zum Arzt.

✕ Für wen nicht:

Sie dürfen Dimenhydrinat oder Diphenhydramin nicht einnehmen, wenn Sie unter einem Engwinkelglaukom, Epilepsie oder bestimmten Herzrhythmusstörungen leiden. Ebenfalls nicht, wenn Sie stillen. In der Schwangerschaft sollten
Sie Ihren Arzt fragen. Bitte informieren Sie sich auch in der
Packungsbeilage.

⇄ Achtung, Wechselwirkungen:

Beide Wirkstoffe dürfen nicht mit Arzneimitteln eingenommen werden, die den Herzrhythmus beeinflussen. Außerdem
nicht mit Schlaf-, Beruhigungs- oder Schmerzmitteln und bestimmten Arzneimitteln gegen Depressionen.

⚡⚡ Nebenwirkungen:

Häufig (bei weniger als 1 von 10 Behandelten, aber bei mehr als
1 von 100): Kopfschmerzen, Mundtrockenheit, Schläfrigkeit,
Benommenheit, Schwierigkeiten beim Wasserlassen. Und Magen-Darm-Beschwerden. Aber die haben Sie eigentlich sowieso schon, sonst würden Sie das Mittel ja nicht einnehmen …

✑ Dosierung:

Dimenhydrinat gibt es für ältere Kinder und Erwachsene als
Dragees zum Schlucken und Kaudragees. Kaudragees eignen
sich vor allem bei Reisekrankheit, weil der Wirkstoff nicht
erst umständlich bis in den Dünndarm muss, um ins Blut aufgenommen werden zu können. Dimenhydrinat flutscht beim
Kauen schon gut durch die Mundschleimhaut.

Kaudragees (à 20 mg Dimenhydrinat)

Erwachsene und Kinder ab 12 Jahren:

Einzeldosis: 1 Kaudragee 30 Minuten kräftig kauen, dann
ausspucken (unter Wahrung gängiger Benimmregeln).

Tageshöchstdosis: 7 Kaudragees

Dragees (à 50 mg Dimenhydrinat)
Erwachsene und Jugendliche ab 14 Jahren:
Einzeldosis: 50 bis 100 mg
Tageshöchstdosis: 400 mg

Diphenhydramin gibt es unter anderem auch als Zäpfchen. Ist eventuell besser, wenn der Magen nichts behalten will.
   Die Dosierung ist bei Tabletten und Zäpfchen jeweils dieselbe.

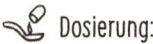 Dosierung:
Erwachsene und Kinder ab 12 Jahren:
Einzeldosis: 25 bis 50 mg
Tageshöchstdosis: 75 bis 150 mg

 Nicht zusammen mit:
Alkohol

 Wann:
Unabhängig von den Mahlzeiten. Aber wahrscheinlich haben Sie sowieso gerade keinen Appetit.

 So schnell geht's:
Nach etwa 30 Minuten sollte die Übelkeit nachlassen, und das sollte für 3 bis 6 Stunden so bleiben.

 Ingwer
Ingwer ist nicht nur ein äußerst gesundes Gewürz. Er kann Übelkeit und Brechreiz hervorragend unterdrücken. Die zuständigen Substanzen im Ingwer heißen Gingerole. Gesprochen wie geschrieben und nicht zu verwechseln mit Gingerale.

✔ Für wen:
Erwachsene und Kinder ab 6 Jahren. Kleinere Kinder und
vor allem Säuglinge sollten bei Übelkeit und Erbrechen zum
Arzt.

✘ Für wen nicht:
Sie dürfen Ingwerpräparate nicht einnehmen, wenn Sie unter
einem Gallensteinproblem leiden. Ebenfalls nicht, wenn Sie
stillen. In der Schwangerschaft ist die Einnahme zwar grundsätzlich möglich, Sie sollten aber vorsichtshalber Ihren Arzt
fragen. Bitte informieren Sie sich auch in der Packungsbeilage.

⇄ Achtung, Wechselwirkungen:
Bisher gibt es keine bekannten Wechselwirkungen zwischen
Ingwerpräparaten und anderen Arzneistoffen.

⚡⚡ Nebenwirkungen:
Gelegentlich Sodbrennen.

✎ Dosierung:
Für eine zuverlässige Wirkung sollte Ingwer als getrocknetes
Ingwerwurzelpulver angewendet werden. Das bekommen
Sie in Kapseln verpackt zum unkomplizierten Schlucken.

Erwachsene und Kinder ab 6 Jahren:
Einzeldosis: 250 bis 500 mg Ingwerwurzelpulver
Tageshöchstdosis: 1 bis 2 g Ingwerwurzelpulver. Während
der Schwangerschaft: 1g

🍽 Wann:
Unabhängig von den Mahlzeiten. Aber wahrscheinlich haben
Sie sowieso gerade keinen Appetit.

So schnell geht's:
Nach etwa 30 Minuten sollte die Übelkeit nachlassen.

Was Sie sich sonst noch Gutes tun können

- Würgen Sie den gut gemeinten Haferschleim nicht runter, wenn Sie ihn eklig finden. Aber essen Sie leicht Verdauliches, wenn Sie hungrig sind: Zwieback, Toastbrot, gekochten Reis oder Kartoffelstampf ohne Butter. Und wenn Sie gar nichts essen wollen: So schnell verhungert man nicht. Immens wichtig ist aber:
- TRINKEN! Das Hauptproblem ist der Flüssigkeitsverlust durch das Erbrechen. Manchmal kann dieser so ausgeprägt sein, dass Sie im Krankenhaus mit Infusionen wieder »aufgefüllt« werden müssen.
- Zitronenfrische Düfte oder Minze helfen manchen Menschen zumindest vorübergehend gegen die quälende Übelkeit. Träufeln Sie ein paar Tropfen Minzöl auf ein Papiertaschentuch, oder lutschen Sie an einer (Bio-)Zitronenscheibe.
- Die gute alte Wärmflasche beruhigt den verkrampften Bauch.

 ## Reiseapotheke plus

»Zu neuen Ufern aufbrechen« nehmen Sie wörtlich? Wenn Sie die Rolle als Beifahrer krank macht, Sie sich beim Zugfahren oder auf dem Boot sterbenskrank fühlen, dann leiden Sie unter einer sogenannten Kinetose. Mit anderen Worten: Sie bewegen sich fort, aber nicht aus eigener Kraft. Und das findet Ihr Gehirn so bizarr, dass es mit Übelkeit reagiert. In diesem Fall helfen Ihnen Dimenhydrinat, Diphenhydramin oder Ingwer rechtzeitig vor Reiseantritt (eine Stunde vorher) über das Schlimmste hinweg.

Was hilft bei ... Durchfall?

Diarrhö, Montezumas Rache, Dünnpfiff, flotter Heinrich, Dünnschiss, Flitzekacke ... Jetzt wird es ein wenig eklig, eine Geschichte zum Klugscheißen inklusive: Wissen Sie, wer Montezuma war? Montezuma II. (oder auch Moctezuma). herrschte um das Jahr 1500 herum über die Azteken. Zu dieser Zeit sind die Spanier in Südamerika auf Eroberungs-Tour gegangen und haben sich auch in Moctezumas Haupt-stadt, dem heutigen Mexico-City, breitgemacht. Sie hatten schlimme Krankheiten im Gepäck: Moctezumas Untertanen starben an Masern, Pocken und anderen fiesen Erregern, wo-rauf dieser in seiner Todesstunde einen Durchfall-Fluch über die Spanier ausgesprochen haben soll. Die Rache Moctezu-mas.

Durchfall heißt: mindestens dreimal ungeformter, flüssiger Durchmarsch pro Tag, dessen Gewicht jeweils über 250 Gramm liegt. Ich habe das noch nie nachgewogen, aber so lautet die Definition.

Akuter Durchfall wird meistens durch Viren oder Bakte-rien verursacht. Und die stecken in nicht durchgegartem Fleisch, rohen Eiern, auf dem Salat, manchmal auch im Trinkwasser. Oder sie hüpfen mithilfe ungewaschener Hände von Türklinke zu Türklinke und dann von der Hand in den Mund. Da hat wohl jemand nur eine halbe Strophe Happy Birthday gesungen.

Durchfall ist ein wenig wie Schnupfen im Darm. Wenn Schnupfenerreger in die Nasenschleimhaut eindringen wol-len, reagiert die Nase mit Sekretbildung, weil sie die Viren hinausspülen möchte. Das macht der Darm ähnlich. Er zieht jede Menge Wasser in sein Inneres und spült die Kanali-sation gründlich durch. Allerdings werden so auch wichtige Elektrolyte mit ausgeschwemmt. Elektrolyte sind im Wasser

DURCHFALL: HAUSAPOTHEKE ODER BESSER ZUM ARZT?

AKUTER DURCHFALL

- HOHES FIEBER (ÜBER 39 °C)
- BLUTIGER STUHLGANG
- KINDER: JÜNGER ALS 4 JAHRE
- SENIOREN: ÄLTER ALS 75 JAHRE
- WIEDERHOLTER WECHSEL ZWISCHEN DURCHFALL UND VERSTOPFUNG

JA   ?   NEIN

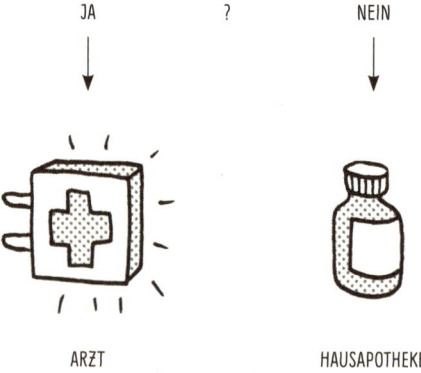

ARZT   HAUSAPOTHEKE

gelöste positiv oder negativ geladene Teilchen (Natrium, Kalium oder Chlorid beispielsweise), die unter anderem dafür sorgen, dass das Wasser im Körper gleichmäßig verteilt wird, die Muskeln sich zum richtigen Zeitpunkt zusammenziehen oder das Herz im Takt bleibt.

Diese Spülgänge sind dann auch für Ihre Schwäche bei

Durchfallerkrankungen verantwortlich. Oder für Muskel-krämpfe und schlimmstenfalls Herzrhythmusstörungen.

Bevor Sie also an ein Mittel denken, das Ihren Durchfall stoppt, füllen Sie bitte zuerst Flüssigkeit nach!

 ## Hausapotheke

 ### Elektrolytlösungen zum Trinken

Bei stärkerem Durchfall reicht es nicht, wenn Sie einfach nur eine bestimmte Menge Tee oder Wasser trinken. Ihr Körper braucht jetzt Unterstützung beim Transport des Wassers aus dem Darm in das Blut. Dafür sind Elektrolyte und die ebenfalls in solchen Präparaten enthaltene Glukose zuständig. Im Wesentlichen besteht ein Elektrolytpräparat also aus Zucker und Salzen. Und – sorry – so schmeckt es leider auch. Elektrolytlösungen können jedoch schlimmere Beschwerden vermeiden. Wenn sie früh genug angewendet werden.

Für wen:
Elektrolytlösungen sind grundsätzlich für Patienten jedes Alters geeignet. Wenn ein Kleinkind oder gar ein Säugling in Ihrer Familie an Durchfall erkrankt ist, gehen Sie aber bitte unbedingt zum Arzt! Kleine Kinder trocknen sehr viel schneller aus als Erwachsene!

Für wen nicht:
Wenn Sie schwanger sind oder stillen, sollten Sie bei Durchfallerkrankungen grundsätzlich Ihren Arzt fragen.

Achtung, Wechselwirkungen:
Die Wirkung spezieller Herzmedikamente (Herzglykoside) kann abgeschwächt werden. Bitte besprechen Sie sich mit Ihrem Arzt, sollten Sie diese Medikamente einnehmen.

⚡⚡ Nebenwirkungen:

Wenn Sie einen sehr empfindlichen Magen haben, kann das enthaltene Kalium Übelkeit hervorrufen.

⚗ Dosierung:

Erwachsene und Schulkinder:

Eine fertig zubereitete Trinklösung nach jedem ungeformten Stuhl. Mehrmals täglich.

Nehmen Sie Elektrolytlösungen ohne ärztlichen Rat nicht länger als 36 Stunden ein!

Wenn Sie gleichzeitig unter Erbrechen leiden:

Nehmen Sie die fertige Lösung löffelweise. Einen Esslöffel alle 5 bis 10 Minuten, langsam steigern.

Zubereitung der Lösung:

Sie lösen einen Beutel in 200 ml Wasser auf.

Was nach einer Stunde noch übrig ist, muss entsorgt werden!

 ## Do-it-yourself-Elektrolytlösung

Cola und Salzstangen sind alte Hausmittel, funktionieren aber nicht. Um ausreichend Wasser in den Körper zu bekommen, muss ein genaues Mengenverhältnis zwischen Zucker und Elektrolyten herrschen. Cola enthält zu viel Zucker, und die Salzstangen enthalten nur Kochsalz – Kalium braucht es jedoch auch. Wenn Sie sich nach einem Glas Cola besser fühlen, liegt das wahrscheinlich am Koffein, von dem Sie aber wissen sollten, dass es die Darmbewegung fördert. Das ist in dieser Situation ungünstig.

Wenn Sie folgende Lebensmittel und eine gute Küchenwaage im Haus haben, können Sie sich auch selbst eine Elektrolytlösung herstellen. Das folgende Rezept wird ähnlich auch von der WHO empfohlen.

Sie brauchen:
- 1 l stilles Mineralwasser oder abgekochtes Leitungswasser
- 100 ml Orangensaft für ausreichend Kalium (Wenn Sie den nicht so gut vertragen, lassen Sie ihn weg und essen alternativ 1 bis 2 zerdrückte Bananen)
- ¼ TL Kochsalz
- ¼ TL Backpulver
- 2 EL Zucker (Kein Süßstoff! Der Zucker ist nicht für einen angenehmeren Geschmack zuständig, sondern für die Bereitstellung von Glukose.)
- Alles gut verrühren und am besten im Kühlschrank aufbewahren. Reste nach spätestens 12 Stunden entsorgen!

Die Behandlung mit Elektrolyten ist die erste und wichtigste Maßnahme bei akuten Durchfallerkrankungen!

 ## Racecadodril

Racecadodril verhindert einen zu heftigen Wassereinstrom in den Darm und dadurch den allzu starken Drang zum Toilettengang. Die natürlichen Darmbewegungen werden davon nicht beeinflusst. Deshalb kommt es bei der Anwendung von Racecadodril auch nicht zu einer nachfolgenden Verstopfung.

 ### Für wen:

Im Moment steht Racecadodril ohne Verschreibung lediglich für Erwachsene zur Verfügung. Ein rezeptfreies Präparat für Kinder ab 12 Jahren soll in Arbeit sein.

Für wen nicht:

Wenn Sie chronischen Durchfall haben, dürfen Sie Racecadodril nicht einnehmen. Bezüglich einer Einnahme während der Schwangerschaft oder Stillzeit gibt es noch nicht ausreichend Erfahrungen. Nehmen Sie Racecadodril deswegen nicht ein, wenn Sie schwanger sind oder stillen. Bitte informieren Sie sich auch in der Packungsbeilage.

⇄ Achtung, Wechselwirkungen:
Racecadodril könnte eventuell bestimmte Nebenwirkungen von ACE-Hemmern (das sind spezielle Mittel gegen Bluthochdruck) verstärken.

⚡⚡ Nebenwirkungen:
Sehr häufig (bei mehr als 1 von 10 Behandelten): Kopfschmerzen.

Dosierung:
Erwachsene:
Einzeldosis: 100 mg
Tageshöchstdosis: 300 mg
Am ERSTEN Tag können Sie bei der ersten Einnahme 2 Kapseln auf einmal nehmen. In den ersten 24 Stunden dürfen Sie 4 Kapseln nehmen. Ab dem zweiten Tag beträgt die Tageshöchstdosis dann 300 mg (3-mal 1 Kapsel).

Sie dürfen sich ohne Rücksprache mit Ihrem Arzt nicht länger als 3 Tage selbst mit Racecadodril behandeln.

🍽 Wann:
Wenn Sie etwas essen wollen/können: vor den Mahlzeiten.

🚀 So schnell geht's:
Nach etwa 30 Minuten sollten Sie die Wirkung spüren. Und diese sollte ungefähr 8 Stunden anhalten.

Loperamid

Loperamid ist bereits seit den 1970er-Jahren auf dem Markt, und vermutlich haben Sie es auch selbst schon einmal eingenommen.

Loperamid bremst die allzu heftigen Darmbewegungen aus. Der Drang zum Stuhlgang wird gemildert, und Sie verlieren auch nicht mehr so viele Elektrolyte, weil der Körper länger Zeit hat, das Wasser samt Elektrolyten wieder aufzunehmen.

✔ Für wen:

Für Erwachsene und Kinder ab 12 Jahren.

✖ Für wen nicht:

Wenn Sie chronischen Durchfall haben, dürfen Sie Loperamid nur nach Rücksprache mit Ihrem Arzt einnehmen. Bezüglich einer Einnahme während der Schwangerschaft oder Stillzeit sollten Sie ebenfalls Ihren Arzt fragen. Wenn Sie unter einer Erkrankung der Leber leiden, sollten Sie vor der Einnahme Ihren Arzt fragen. Sie dürfen Loperamid nicht einnehmen, wenn Sie Durchfall nach einer Antibiotikabehandlung bekommen. Bitte informieren Sie sich auch in der Packungsbeilage.

⇄ Achtung, Wechselwirkungen:

Arzneimittel, die mit Loperamid wechselwirken können, sind eher speziell. Bitte informieren Sie sich in der Packungsbeilage.

⚡⚡ Nebenwirkungen:

Häufig (bei mehr als 1 von 100 Behandelten, aber weniger als 1 von 10): Kopfschmerzen.

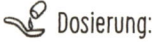 **Dosierung:**

Erwachsene:

Einzeldosis: 2 mg

Tageshöchstdosis: 12 mg

Am ERSTEN Tag können Sie bei der ersten Einnahme 4 mg auf einmal nehmen. Danach nach jedem ungeformten Stuhl (das ist die feinere Umschreibung für Durchfall) 2 mg.

Kinder ab 12 Jahren:

Einzeldosis: 2 mg

Tageshöchstdosis: 8 mg

Sie dürfen sich ohne Rücksprache mit Ihrem Arzt nicht länger als 48 Stunden selbst mit Loperamid behandeln.

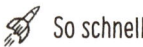 **Wann:**

Hier müssen Sie nichts beachten.

✎ **So schnell geht's:**

Nach etwa 1 bis 3 Stunden sollten Sie die Wirkung spüren. Die Dauer der Wirkung ist recht individuell.

Was Sie sich (und anderen) sonst noch Gutes tun können

- Ich habe zu Wärmflaschen eine heiße Liebesbeziehung. Bei Bauchkrämpfen unschlagbar.
- Wenn Sie trotz Durchfall Appetit verspüren: Stopfkost! Dahinter verbergen sich gekochter »nackiger« Reis, zerdrückte Banane und Zwieback.
- Mit Gesang oder ohne: Fleißig Hände waschen!
- Waschen Sie Ihre Unterwäsche, Bettwäsche und Handtücher bei mindestens 60 °C.

Bei
Hautproblemen

Achtung! Gleich juckt und brennt es!

Was hilft bei ... Insektenstichen?

»Falls du glaubst, dass du zu klein bist, um etwas zu bewirken, dann versuche mal zu schlafen, wenn eine Mücke im Raum ist.« (Dalai Lama)

Mückenstiche

Um gleich mit ein paar Vorurteilen aufzuräumen: Sie sind nicht besonders süß, nur weil Sie andauernd von Mücken gepiesackt werden. Mücken stehen auf ganz andere Dinge. Füße zum Beispiel. Mücken sind Schweißfuß-Fetischisten. Außerdem mögen sie noch blumige Parfums und schwangere Frauen. Die haben nämlich eine höhere Körpertemperatur als nichtschwangere Frauen (und Männer). Und sie lieben atmende Menschen. Das Kohlendioxid aus unserer Ausatemluft können Mücken schon aus 50 Metern Entfernung orten. Wir passen also alle mehr oder weniger ins Beuteschema.

Nächstes Vorurteil: Von irgendetwas müssen sich die Blutsauger ja ernähren. Ja, schon. Aber nicht von Blut. Die Mücken schlürfen sehr gerne süßen Pflanzennektar, und mehr brauchen sie auch nicht zum Leben. Warum wollen sie dann unbedingt an unser Blut? Nur aus mütterlicher Fürsorge. Die 300 Eier eines Mückenweibchens können nämlich nur mit Proteinen aus Menschen- oder Tierblut heranreifen. Deswegen sticht auch nur Frau Mücke zu. Sie ritzt mit ihrem winzigen scharfen Mückenmund-Skalpell ein Loch in unsere Haut und: spuckt erst mal. Bevor das Blut in Richtung Mücke strömt, muss das Operationsgebiet präpariert werden. Sie kennen das sicher von einer Blutzuckermessung: Der Finger muss gut durchblutet sein, bevor zugestochen wird. Das können Sie durch Reiben des Fingers unterstützen. Die kleine Mücke kann mit einer winzigen Mückenmassage nichts ausrichten. Deswegen spritzt sie über ihren Speichel eine Substanz in das Einstichloch, die die Durchblutung an Ort und Stelle anregt. Das erhöht die Ausbeute. Außerdem enthält der Mückenspeichel eine blutverdünnende Substanz, weil es unvorteilhaft ist, wenn das Blut zu früh gerinnt und den Rüssel verstopft.

Auf derlei Stoffe reagiert unser Körper mit der Ausschüttung von Histamin. Histamin ist ein Botenstoff, der an allergischen Reaktionen beteiligt und für den quälenden Juckreiz verantwortlich ist. Wenn Sie dem jetzt nachgeben, arbeiten Sie die (immer) auf der Haut vorhandenen Keime so richtig schön ein. Und dann droht eine Entzündung. Wenn Sie es gar nicht lassen können: Klopfen Sie mit den Fingerspitzen kräftig auf die juckende Stelle. Das funktioniert gut!

Bienen- und Wespenstiche

Bienen und Wespen stechen nur zur Verteidigung. Während Wespen mehrmals zustechen können, haben Bienen bloß einen Einweg-Stachel. Sie überleben den Stich nicht.

Die Reaktion unseres Organismus ist der nach einem Mückenstich ganz ähnlich. Allerdings sind lebensbedrohliche allergische Reaktionen auf Mückenstiche die Ausnahme. Bei einer Bienen- oder Wespenstichallergie kann es hingegen schon mal um Leben oder Tod gehen. Das ist dann auch kein Fall mehr für Ihre Hausapotheke, deswegen bereden wir das jetzt auch nicht weiter. Wer eine Bienen- oder Wespenstich-Allergie hat, ist sowieso ein Experte und weiß, was zu tun ist.

Für alle anderen gilt: Der Stachel muss raus. Entfernen Sie ihn entweder mit einer Pinzette, oder kratzen Sie ihn vorsichtig mit dem Fingernagel weg.

Damit Sie möglichst gar nicht erst gestochen werden:

- Decken Sie Speisen und Getränke im Freien ab. Für Getränke gibt es zum Beispiel sehr hübsche Gläser mit Schraubdeckel und Loch für einen Trinkhalm. Sieht nett aus und schützt.
- Ruhig Blut! Fuchteln Sie nicht herum, wenn Ihnen eine Wespe oder Biene nahe kommt. Die hat immer noch mehr Angst als Sie und will nicht Ihr Blut, sondern lieber Ihr Mettbrötchen.

Zeckenbiss

Dieses Thema ist ein weites Feld und hat mit Selbst-*Medikation* (also mit der Einnahme von Medikamenten) gar nicht so viel zu tun. Eher mit Selbst-*Operation*, weil Sie die Zecke natürlich schnellstmöglich entfernen sollten.

Zecken sind an sich harmlose Tierchen – es sei denn, sie tragen das FSME-Virus oder Borreliose-Erreger in sich.

Gegen die FSME (Frühsommer-Meningo-Enzephalitis, eine Entzündung des Gehirns und der Gehirnhäute) können Sie sich impfen lassen. Gegen Borreliose (eine durch Bakterien verursachte Erkrankung mit mehreren Stadien und verschiedenen Ausprägungen) ist das leider nicht möglich.

Auch wenn sich das Gerücht hartnäckig hält: Zecken springen nicht von Baum zu Baum, um sich dann boshaft fallen zu lassen. Sie hängen zwar überall herum, wo es Pflanzen gibt. Aber man nimmt sie eher im Vorübergehen mit, wenn man an Blättern oder Grashalmen vorbeistreift.

Die sinnvollste Vorbeugung ist deswegen geschlossene Kleidung. Tragen Sie feste Schuhe. Und auch wenn es lächerlich ausschaut und Guido Maria Kretschmer die Gesichtszüge entgleisen würden: Stecken Sie Ihre Hose in die Socken, wenn Sie in freier Natur unterwegs sind.

Wenn Sie dann wieder zu Hause sind, machen Sie sich nackig und suchen Sie sich gründlich nach Zecken ab. Die sind nämlich ausgesprochen wählerisch, was die Einstichstelle betrifft, und gehen daher erst mal auf Wanderschaft. Für ein ausgedehntes Picknick suchen sie in den Hügeln und Tälern unseres Körpers nach möglichst ungestörten Plätzchen. Und das dauert seine Zeit. Beliebte Zecken-Hotspots sind: Kniekehlen, Genitalbereich, Ellenbeugen, Achseln und der Bereich hinter den Ohren.

Wenn die Zecke dann zugebissen hat, werden als Erstes (sofern in der Zecke vorhanden) die FSME-Viren übertragen. Die sitzen nämlich in den Speicheldrüsen der Zecke. Borrelien hingegen brauchen etwas länger, weil sie im Darm der Zecke lauern.

Laut Robert-Koch-Institut ist das Risiko einer Infektion nach einem Zeckenbiss in den Risikogebieten

- für eine FSME-Infektion: 0,1 bis 5 Prozent (also 1 bis 50 von 1000 »Gebissenen« erkranken).
- für eine Borreliose-Infektion: 0,3 bis 1,4 Prozent (also 3 bis 14 von 1000 »Gebissenen« erkranken).

Was tun wir bei einem Zeckenbiss also? Raus damit! ALLE Teile der Zecke. Je schneller, desto besser. Versuchen Sie bitte nicht, die Zecke mit Öl, Flüssigkleber oder Nagellack zu ersticken. Im Todeskampf wird die Zecke sonst ihren Darminhalt nach oben würgen und eine Infektion sogar beschleunigen. Ziehen Sie die Zecke heraus! Ob Sie zu diesem Zweck eine Zeckenzange, Zeckenkarte oder eine Zeckenschlinge benutzen, hängt von Ihren persönlichen Präferenzen ab. Alle diese Hilfsmittel funktionieren, aber bei allen gilt: Versuchen Sie nicht, die Zecke am vollgesogenen Körper zu greifen. Das erhöht die Gefahr, dass die Erreger regelrecht in Ihren Blutkreislauf gequetscht werden.

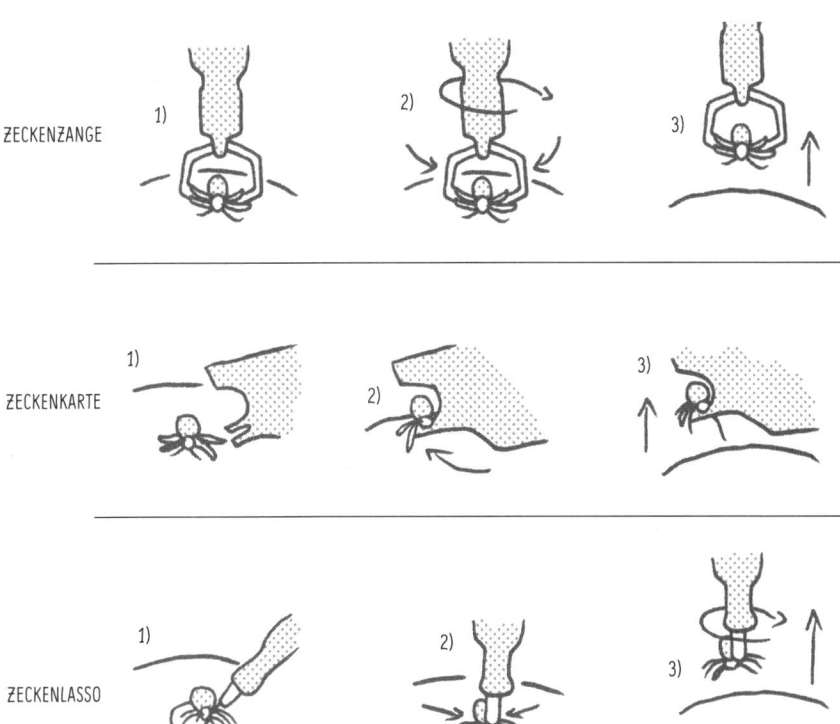

SO PACKEN SIE DAS ÜBEL BEIM SCHOPF

Wenn Sie die Zecke entfernt haben, sollten Sie die Einstichstelle desinfizieren. Sie können die entfernte Zecke übrigens auch zu Ihrem Arzt bringen. Der kann feststellen lassen, ob die Zecke überhaupt FSME oder Borrelien beherbergt hat.

Knoblauch gegen Mücken?

Knoblauch hilft nicht. Mückenarmbänder helfen nicht. Vitamin-B_1-Tabletten helfen nicht. Duftkerzen auch nicht, zumindest nicht sehr lange. Außerdem machen sie empfindsamen Personen in einer wirksamen Dosis Kopfschmerzen.

Was tatsächlich hilft
- Nachts: ein Moskitonetz über dem Bett. Vielleicht etwas umständlich. Aber wenn man sich einbildet, man wäre im Urlaub, geht es eigentlich.
- Fenster und Balkon- oder Terrassentüren mit Insektengittern ausstatten.
- Mückenspielplätze meiden (Gartenteiche oder Regentonnen).
- Abends duschen. Sie wissen ja: Mücken fliegen auf Schweiß.
- Öfter mal frische Socken …
- Wo nötig: insektenabwehrende Mittel (Repellents).

Repellents haben ein bisschen was von Harry Potters Tarnumhang. Sie bestehen aus Substanzen, die bei Raumtemperatur auf der Haut verdunsten. Mücken und Zecken können uns so schlechter orten. Außerdem mögen sie den Geruch oft nicht. Wir Menschen mögen den aber auch meist nicht, weil er uns zu »chemisch« riecht. Deshalb wollen wir uns – vermeintlich angenehmer – mit einem natürlichen Mittel vor den lästigen Stichen schützen. Mal ganz abgesehen davon, dass auch ätherische Öle längst nicht von allen menschlichen Nasen gutgeheißen werden, ist die Wirkdauer natürlicher

MEIN MÜCKENSTICHPROTOKOLL IM SOMMER 2018

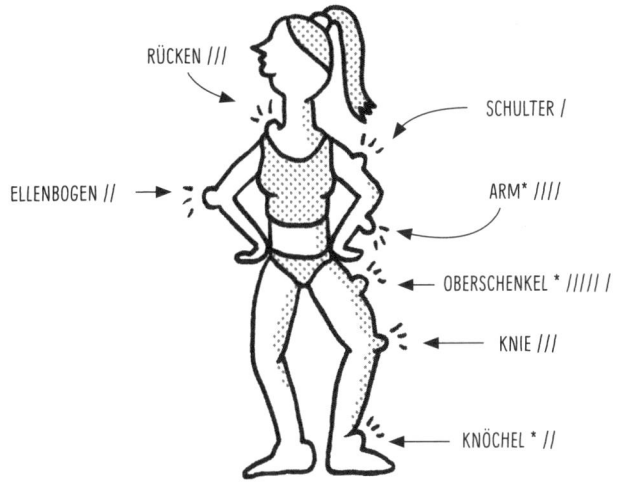

RÜCKEN ///

SCHULTER /

ELLENBOGEN //

ARM* ////

OBERSCHENKEL * ///// /

KNIE ///

KNÖCHEL * //

* JUCKEN BESONDERS
SUMME: ///// ///// ///// ///// /

Abwehrsprays oder -lotionen leider viel zu kurz, und man müsste für eine zuverlässige Wirkung ständig sprühen oder schmieren.

Die Weltgesundheitsorganisation und das Deutsche Institut für Tropenmedizin setzen daher auf die chemische Keule DEET (Diehtyltoluamid) als Mittel der ersten Wahl. Wobei hier ganz klar nicht die Mückenabwehr in unseren Breiten im Vordergrund steht, sondern der Schutz vor schweren Krankheiten auf Fernreisen, wie zum Beispiel Malaria oder Denguefieber.

DEET wirkt sehr zuverlässig gegen Mücken, Bremsen, Kriebelmücken, Fliegen und Zecken und ist bereits seit 1946 auf dem Markt. Laut Deutschem Ärzteblatt sind schwere Nebenwirkungen äußerst selten: In 50 Jahren und bei milliar-

denfachem Einsatz sind weniger als 50 schwere Nebenwirkungen beschrieben worden. Trotzdem sollte DEET nicht bei
Säuglingen und Kleinkindern, während der Schwangerschaft
und Stillzeit angewendet werden. Außerdem nicht auf ver-
letzter Haut oder auf Schleimhäuten. Es wird vorsichtshalber
auch empfohlen, nicht mehr als 20 Prozent der Körperoberfläche mit DEET zu behandeln. Das gilt besonders, wenn Sie
vorher eine Bodylotion mit Urea (Harnstoff) verwendet haben. Harnstoff begünstigt eine Aufnahme von DEET über
die Haut ins Blut.

DEET greift Kunststoffe an, passen Sie daher auf Ihre
Uhrenarmbänder auf. Und waschen Sie die behandelten
Hautstellen mit Wasser und Seife, wenn Sie den Schutz nicht
mehr benötigen.

Je nach Konzentration hält das Mittel Mücken bis zu acht
Stunden und Zecken zwei bis vier Stunden fern.

Das Mittel der zweiten Wahl lautet **Icaridin.** Es gilt allgemein
als besser verträglich. Die Substanz wurde in den 1980er-Jah-
ren entwickelt. Sie ist geruchlos und greift außerdem Kunst-
stoff nicht an. Icaridin hat ein ganz ähnliches Wirkprofil wie
DEET und zählt ebenfalls zu den tropentauglichen Repellents.

Schwangere und stillende Mütter dürfen Icaridin-haltige
Produkte benutzen. Kleinkinder erst ab 2 Jahren.

Einen unaussprechlichen Namen hat das Mittel Ethylbutyl-
acetylaminoproprionat oder kurz **EBAAP.** Die Wirkdauer
von EBAAP ist um einiges kürzer, als die von DEET oder
Icaridin. Dafür könnte das ein Tipp für alle Bienen- und
Wespenallergiker unter Ihnen sein. EBAAP hat zwar einen
unmöglichen Namen, hält aber dafür Bienen und Wespen
fern. Das wiederum ist für DEET und Icaridin unmöglich.

INSEKTENSTICHE: HAUSAPOTHEKE ODER BESSER ZUM ARZT?

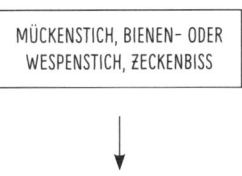

MÜCKENSTICH, BIENEN- ODER
WESPENSTICH, ZECKENBISS

↓

- NACH DEM STICH ALLGEMEINES UNWOHLSEIN, ÜBELKEIT, ATEMNOT, GELENKBESCHWERDEN, FIEBER
- STARKE SCHWELLUNG
- STICHE/BISSE IN ZUNGE, HALS ODER AUGE
- BEKANNTE INSEKTENSTICH-ALLERGIE
- ZECKENBISS: FIEBER UND STARKE KOPFSCHMERZEN
- ZECKENBISS: KREISFÖRMIGE, SICH AUSBREITENDE RÖTUNG BIS ZU 4 WOCHEN NACH DEM BISS
- STICHE VON BIENEN, WESPEN ODER HORNISSEN BEI SÄUGLINGEN UND KLEINKINDERN

JA   ?   NEIN

↓   ↓

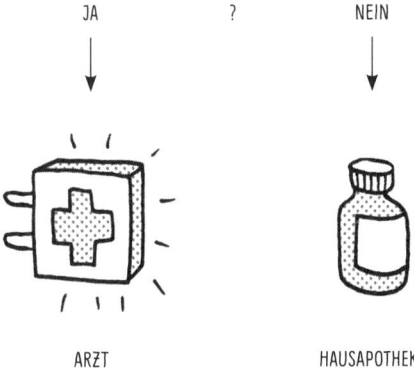

ARZT   HAUSAPOTHEKE

Kokosöl ist schwer im Trend, aber ist es auch ein Wundermittel? Nein. Aber es enthält Laurinsäure, eine gesättigte Fettsäure, die sowohl Mücken als auch Zecken ganz gut abzuwehren scheint. Über die erforderliche Menge und die Wirkdauer gibt es noch keine aussagekräftigen Daten. Einen Selbstversuch (natürlich nicht während einer Tropenreise) ist es allemal wert.

In unseren Gefilden ist ein Mückenstich (meistens) nur unangenehm und selten gefährlich. Maßnahmen wie lange, helle Kleidung am Abend und das Meiden von »Mückenzuchten« stehen deswegen an erster Stelle. Für Sportler gilt: Waschen hilft! Duschen Sie sich nach dem Sport den Schweiß von der Haut. Das macht Sie unattraktiver für Mücken und attraktiver für Ihre Mitmenschen.

 ### Hausapotheke: Wenn's dann doch gepikst hat

Mücken stechen meistens in der Nacht zu, wenn Sie hoffentlich friedlich schlummern. Sollte es Ihnen tagsüber zustoßen und Sie bemerken den Stich sofort, hilft Hitze! Ebenso, wenn eine Biene oder eine Wespe ihren Stachel eingesetzt hat. Sie haben richtig gelesen: Hitze.

Das Gift in der Haut wird auf diese Weise thermisch inaktiviert und kann sich nicht mehr weiter ausbreiten. Als Sofortmaßnahme sollten Sie deswegen tatsächlich die Einstichstelle mit heißem Wasser abtupfen. Im Handel gibt es aber auch sogenannte »Thermische Stichheiler«, die dem Gift mit 51 °C den Garaus machen. Den Hitzestift hält man bei Kindern drei Sekunden, bei Erwachsenen sechs Sekunden auf die Einstichstelle. Und anschließend dürfen Sie dann ausgiebig das Altbewährte machen: kühlen, kühlen, kühlen!

Wenn es arg juckt, können Arzneimittel zum Einsatz kommen.

Sie kennen aus der Werbung und vielleicht auch aus der Apotheke bestimmt diverse Gele, die den fiesen Juckreiz lindern sollen. Wirklich aussagekräftige Studien zu diesen Mitteln gibt es aber nicht. Wenn Sie bis jetzt mit einem juckreizstillenden Gel positive Erfahrungen gemacht haben: prima! Behalten Sie es bei. Ansonsten müssen Sie sich durch die verschiedenen Präparate einfach durchprobieren.

Wenn auf Ihrer Haut allerdings ein fulminantes Mücken-Buffet stattgefunden hat, kann es freilich sinnvoll sein, ein Arzneimittel gegen Juckreiz einzunehmen. Diese Arzneimittel nennt man Antihistaminika.

Wenn Sie mögen, zeige ich Ihnen, wie Juckreiz entsteht und warum Antihistaminika helfen. Wenn Sie dieses Thema nicht juckt, lesen Sie einfach weiter unten weiter.

 ## Wenn Juckreiz wahnsinnig macht: Selbstverletzung als Therapie

Bei manchen reicht es schon, wenn über das Thema gesprochen wird. Sofort stellt sich Juckreiz ein, und die Fingernägel beginnen zu arbeiten. Als wir alle zusammen noch in Höhlen wohnten, mag das eine sinnvolle Reaktion gewesen sein. Konnten wir doch durch Kratzen unerwünschte Parasiten von der Haut entfernen. Das ist heutzutage eher selten geboten. Trotzdem weiß ich jetzt schon, dass ich bis zum Ende des Kapitels nicht aufhören können werde, mich zu kratzen. Wie ist die Lage bei Ihnen?

Max von Frey, ein österreichisch-deutscher Arzt, der Ende des 19. Jahrhunderts lebte, nannte Juckreiz den »kleinen Bruder des Schmerzes«. Mit Kratzen versuchen wir zu erreichen, dass der große Bruder den kleinen zurechtweist: Wir überdecken den Juckreiz mit Schmerz. Selbstverletzendes Verhalten als Therapie kann aber durchaus zum Problem werden. Durch exzessives Kratzen können wir uns Wunden zufügen, die sich schlimmstenfalls böse entzünden.

Juckreiz – oder in der Fachsprache: Pruritus – kann akut auftreten oder chronisch werden. Nach einem Insektenstich sprechen wir von akutem Juckreiz. Und den lindern wir mit Antihistaminika: Mittel, die die Histamin-Wirkung abschwächen.

Aber wie war das mit dem Histamin gleich noch mal?

Histamin ist ein Botenstoff, der in unserem Körper so ziemlich überall vorkommt. Ein Multitalent ist es noch dazu: Histamin ist an der Bildung der Magensäure beteiligt, kann die Blutgefäße erweitern und die Bronchien verengen, Erbrechen und eben Juckreiz auslösen.

Sticht nun ein Insekt zu, gelangen Insekten-Eiweiße in die Einstichstelle, denen unser Körper nicht über den Weg traut, weil sie ihm fremd sind. Deshalb wehrt er sich mit einer Entzündungsreaktion. Vereinfacht ist der Sinn einer solchen Entzündungsreaktion, schädliche Stoffe unschädlich zu machen und abzutransportieren. In unserem Fall das Insektengift.

Wir können bei einer Entzündung sehen, dass die Haut sich rötet. Die Blutgefäße erweitern sich, weil der Blutstrom an der betroffenen Stelle ausgebremst werden soll. Heilende Stoffe haben dadurch mehr Zeit, aus dem Blut in das geschädigte Gewebe einzudringen. Außerdem können wir Schwellungen beobachten. Die im Entzündungsgebiet ausgeschütteten Botenstoffe führen nämlich dazu, dass unsere Blutgefäße für bestimmte Stoffe durchlässiger werden, als sie es normalerweise sind. So können die für den Entzündungs- und Heilungsprozess benötigten Botenstoffe besser zum Zielort transportiert werden.

Alle diese Prozesse werden durch Histamin angestoßen.

Histamin »wohnt« im Körper in den sogenannten Mastzellen. Wenn diese die Information »fremder Stoff an Bord« bekommen, öffnen sie ihre Tore und schicken das Histamin auf seine Mission zum Tatort des Eindringlings. Um dort die erwünschte Entzündungsreaktion auslösen zu können, müssen die Histamin-Moleküle an Rezeptoren andocken, welche dann alle weiteren Schritte veranlassen. Und genau an dieser Stelle setzen Antihistaminika an: Sie schwächen die Wirkung des Histamins ab, indem sie sich an die Rezeptoren setzen und diese »müde« machen.

Ältere Antihistaminika machen nicht nur Rezeptoren schläfrig, sondern auch denjenigen, der sie schluckt. Manche dieser Wirkstoffe werden infolgedessen auch als leichte Schlafmittel eingesetzt. Bei modernen Antihistaminika ist diese unerwünschte Wirkung nicht mehr sehr ausgeprägt, kann aber dennoch in seltenen Fällen auftreten.

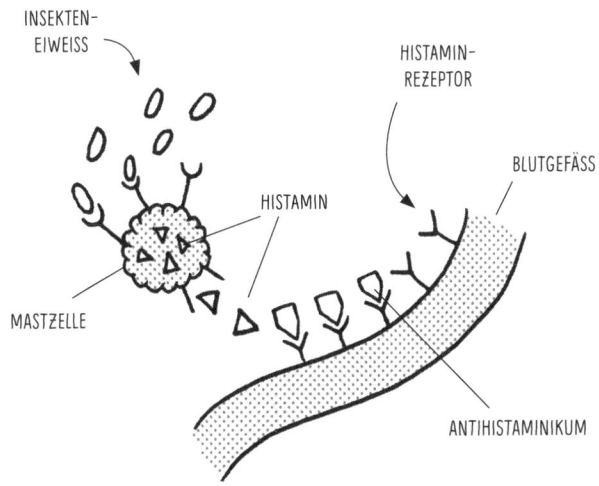

JUCKREIZ KANN DURCH ANTIHISTAMINIKA GELINDERT WERDEN

 Cetirizin

Cetirizin ist ein Antihistaminikum neuerer Generation und macht deshalb kaum müde.

✔ Für wen:
Erwachsene und Kinder ab 2 Jahren.

✖ Für wen nicht:
Bitte fragen Sie vor der Einnahme Ihren Arzt, wenn Sie schwanger sind oder stillen, wenn Sie an Epilepsie leiden oder wenn Sie eine Nierenfunktionsstörung haben.

⮂ Achtung, Wechselwirkungen:

Im Moment gibt es keine Hinweise auf Wechselwirkungen von Cetirizin mit anderen Arzneimitteln.

⚡⚡ Nebenwirkungen:

Häufig (bei mehr als 1 von 100 Behandelten, aber weniger als 1 von 10): Müdigkeit, Mundtrockenheit, Übelkeit, Schwindel, Kopfschmerzen, Schläfrigkeit. Bei Kindern können auch Halsschmerzen auftreten.

⤿ Dosierung:

Erwachsene und Kinder ab 12 Jahren:
Einzeldosis: 10 mg
Tageshöchstdosis: 10 mg

Kinder zwischen 6 und 12 Jahren:
Einzeldosis: 5 mg
Tageshöchstdosis: 10 mg

Für jüngere Kinder gibt es Cetirizin in Tropfen- oder Saftform.

🍽 Wann:

Sie können Cetirizin ganz unabhängig vom Essen einnehmen. Am besten wirkt Cetirizin, wenn Sie es abends einnehmen.

🚀 So schnell geht's:

Die Wirkung tritt innerhalb von 20 Minuten bis einer Stunde ein und hält normalerweise 24 Stunden an.

Was hilft bei ... Sonnenbrand?

Wir bleiben thematisch zuerst im Sommer. Die Sonne scheint und verwöhnt uns jetzt mit Wärme und Licht. Wir fahren unsere hauseigene Vitamin-D-Produktion hoch und stärken so unser Immunsystem und unsere gute Laune. Vernünftig dosiert ist Sonne ein Heilmittel! Aber wo Licht ist, ist auch Schaden. Die Risiken des zügellosen Sonnenbadens kennen wir eigentlich. Nur: Warum sind wir dann so sparsam mit Sonnencreme? Eine Untersuchung des Marktforschungsinstituts Nielsen aus dem Jahr 2018 zeigt, dass jeder Bundesbürger im Schnitt nur alle zwei Jahre eine Packung Sonnencreme kauft. Durchschnittlich investieren wir pro Kopf jährlich gerade mal 2,10 Euro in unseren Sonnenschutz.

Vielleicht weil die meisten denken: *»Sonnencreme? Brauche ich nicht, ich setze auf Vorbräunen.«*

Wenn uns Vorbräunen so gut schützen würde, hätten Mitarbeiter im Straßenbau wohl den höchsten natürlichen Schutz. Stimmt aber nicht: Laut einer Studie der Bundesanstalt für Arbeitsschutz hatten diese am Ende des Sommers einen Schutz erreicht, der gerade mal Lichtschutzfaktor 1,5 entsprach. Da hatte das in den 80er-Jahren so beliebte Tiroler Nussöl ja mehr.

Ganz schlimm wird es, wenn Sie auf Vorbräune aus dem Solarium setzen: Die künstliche Sonne ist mindestens genauso gefährlich wie das Original!

Und mit Sonnencreme sind wir dann auf der sicheren Seite? Schön wär's. Ich bin mir nämlich nahezu sicher, dass Sie zu geizig im Umgang mit dem flüssigen Sonnenschutz umgehen.

Die optimale Menge: Für jeden Körperteil (Arm, Bein, Bauch, Rücken, Kopf mit Hals) benötigen Sie mindestens einen Strang Sonnencreme/-milch, der so lang ist wie Ihre Hand vom Handgelenk bis Ende Mittelfinger. Hier gilt tatsächlich mal: Viel hilft viel! Und denken Sie wirklich immer an Ihre Ohren? Und am Strand an Ihre Fußsohlen?

Was Hautärzte aber viel wichtiger finden: Die Sonne vor allem in der Mittagszeit meiden. Von elf bis drei: sonnenfrei! Ich gehe noch etwas weiter: von elf bis vier, rat ich dir!

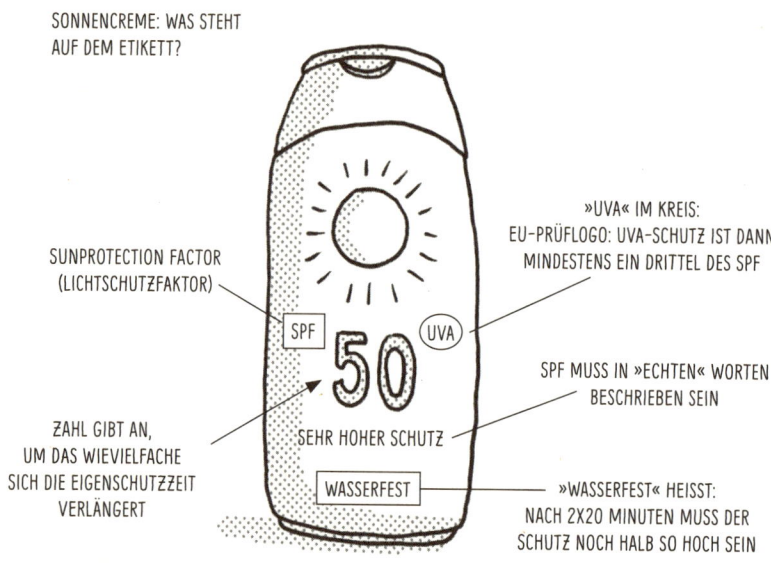

SONNENCREME: WAS STEHT AUF DEM ETIKETT?

»UVA« IM KREIS: EU-PRÜFLOGO: UVA-SCHUTZ IST DANN MINDESTENS EIN DRITTEL DES SPF

SUNPROTECTION FACTOR (LICHTSCHUTZFAKTOR)

SPF MUSS IN »ECHTEN« WORTEN BESCHRIEBEN SEIN

ZAHL GIBT AN, UM DAS WIEVIELFACHE SICH DIE EIGENSCHUTZZEIT VERLÄNGERT

SEHR HOHER SCHUTZ

WASSERFEST

»WASSERFEST« HEISST: NACH 2X20 MINUTEN MUSS DER SCHUTZ NOCH HALB SO HOCH SEIN

Wenn der Schutz nicht gereicht hat ...

Das Gemeine am Sonnenbrand ist, dass er sich erst ca. fünf Stunden nach dem zu ausgedehnten Sonnenbad bemerkbar macht. Was mit einem unangenehmen Kribbeln auf der Haut beginnt, wird zu einer schmerzhaften Rötung bis hin zur Blasenbildung. Was Sie Ihrer Haut zugefügt haben, ist eine Verbrennung ersten, manchmal sogar zweiten Grades.

Drei Maßnahmen sind nun zu ergreifen: kühlen, kühlen und kühlen. Vermeiden Sie eiskaltes Wasser oder gar Cool-Packs, greifen Sie besser zu feuchten Tüchern.

SONNENBRAND: HAUSAPOTHEKE ODER BESSER ZUM ARZT?

NACH DEM SONNENBAD RÖTUNGEN, BLÄSCHEN ODER JUCKREIZ

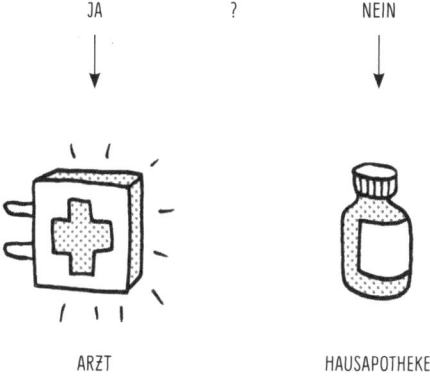

- STARKE BLASENBILDUNG, SCHWELLUNGEN
- GROSSFLÄCHIGER SONNENBRAND
- ZUSÄTZLICH: ÜBELKEIT, ERBRECHEN, KOPFSCHMERZEN
- KEINE DEUTLICHE BESSERUNG NACH 1-2 TAGEN
- SONNENBRAND BEI SÄUGLINGEN ODER KLEINKINDERN

JA   ?   NEIN

ARZT   HAUSAPOTHEKE

 ## Hausapotheke

Nach der Ersten Hilfe durch kühlende Maßnahmen kann ein (ebenfalls kühlendes) Gel zu Einsatz kommen. Die meisten Menschen empfinden es als erleichternd, wenn eine lokal betäubende und juckreizlindernde Substanz zugesetzt ist. Ein solcher Stoff ist zum Beispiel Polidocanol. Diese Gele sind keine Arzneimittel mit Neben- und Wechselwirkungen, dementsprechend gibt es im Folgenden auch keinen Steckbrief.

Wenn die betroffene Stelle nicht allzu großflächig ist, können Sie auch eine Creme mit Hydrocortison anwenden.

NICHT geeignet sind Wund- und Heilsalben. Durch den hohen Fettgehalt kann es zu einem Wärmestau in der ohnehin schon überhitzten Haut kommen.

Wenn Sie starke Schmerzen haben, können Sie zu einem Schmerzmittel wie ASS, Ibuprofen oder Paracetamol greifen.

 ### Hydrocortison-haltige Creme

Kortison ist ein Arzneistoff, um den sich viele Mythen ranken. In der Tat ist Kortison ein äußerst potenter Wirkstoff, der zwar äußerst effektiv Entzündungen hemmen kann, aber mit Bedacht angewendet werden sollte. Angst davor ist aber unbegründet und stammt aus einer Zeit, in der Kortison noch in viel zu hoher Dosierung eingesetzt wurde und dementsprechend starke Nebenwirkungen verursacht hat. Heute weiß man es besser. Bei lokaler Anwendung brauchen Sie kaum mit Problemen zu rechnen.

✔ Für wen:
Für Erwachsene und Kinder ab 6 Jahren.

✘ Für wen nicht:
Für Kinder unter 6 Jahren ist eine Hydrocortison-haltige Creme nur nach Verordnung durch den Arzt geeignet. Schwangere und stillende Frauen sollten ebenfalls ihren Arzt fragen. Bitte informieren Sie sich auch in der Packungsbeilage.

⮂ Achtung, Wechselwirkungen:
Bisher sind keine Wechselwirkungen mit anderen Arzneimitteln bekannt.

⚡⚡ Nebenwirkungen:

Bei korrekter Anwendung müssen Sie mit Nebenwirkungen nicht rechnen.

🥄 Dosierung:

Verwenden Sie eine Creme mit einem Hydrocortison-Gehalt von 0,5 Prozent.

Zu Beginn tragen Sie die Creme zwei- bis dreimal täglich dünn (wichtig!) auf die betroffenen Hautstellen auf.

Wenn sich die Beschwerden bessern, reicht einmal täglich aus.

Ohne ärztlichen Rat dürfen Sie Hydrocortison-haltige Cremes nicht länger als zwei Wochen anwenden.

🚀 So schnell geht's:

Das hängt in diesem Fall stark von den Beschwerden ab.

Was hilft bei ... Verbrennungen und Verbrühungen?

Es ist schon seltsam: Beim Schreiben des Kapitels über Kopfschmerzen hat mich eine heftige Migräneattacke geplagt. Die Recherche zum Thema Sodbrennen hat Selbiges verursacht. Mein Mückenstichprotokoll entstand beim Problem Juckreiz, und jetzt – wo ich Ihnen schlaue Tipps zum richtigen Umgang mit Verbrennungen geben möchte – schütte ich mir, Sie ahnen es, versehentlich kochendes Wasser über die linke Hand. Wo bitte bekommen Sie einen ähnlichen Leser-Service?

Verbrennungen und Verbrühungen zählen zu den häufigsten Verletzungen im Alltag. Dampf oder heiße Flüssigkeiten (also eine Verbrühung) schädigen die Haut am schnellsten, weil die Hitze flotter in das Gewebe abgeleitet wird.

Je nachdem, wie stark der Schaden ausfällt, unterteilt man in verschiedene

 ## Schweregrade

1. Grad:
Die Haut ist gerötet, leicht geschwollen, und die betroffene Stelle tut weh. Nur die oberste Hautschicht ist betroffen. So eine Verbrennung heilt gut ab.

2. Grad:
Tut schon mehr weh! Außerdem bilden sich Blasen. Hier ist auch die mittlere Hautschicht, die Lederhaut, in Mitleidenschaft gezogen.

3. Grad:
An der verbrannten Stelle bilden sich dunkle oder auch weiße Flecken, die eine starke Schädigung der Haut anzeigen. Jetzt ist auch die unterste Hautschicht verletzt. Obwohl die Verbrennung schlimm ist, tut die betroffene Stelle nicht mehr so weh, weil viele Nervenendungen zerstört sind. Kein gutes Zeichen.

4. Grad:
Schlimmstes Ausmaß: Alle Hautschichten und sogar darunterliegende Muskeln sind betroffen. Die Haut ist verkohlt, Schmerzen wenig ausgeprägt.

Damit Sie notwendige Schritte richtig einschätzen können, ist nicht nur der Schweregrad der Verbrennung von Bedeutung. Genauso wichtig: Wie viel der Körperoberfläche ist denn geschädigt? Ab 10 Prozent zweitgradiger Verbrennungen bei Erwachsenen (bei Kindern schon ab 5 Prozent) wird es gefährlich, und es kann zu einem lebensbedrohlichen Schock kommen.

Nur: Wie können Sie das schnell und unkompliziert abschätzen?

Die Handflächenregel

Die Handfläche des Betroffenen inklusive der Fläche seiner ausgestreckten Finger entspricht etwa 1 Prozent seiner Körperoberfläche. Eine Fläche, in die fünf Hände passen, beträgt somit 5 Prozent. Zehn Hände sind 10 Prozent. Komplizierter ist es nicht.

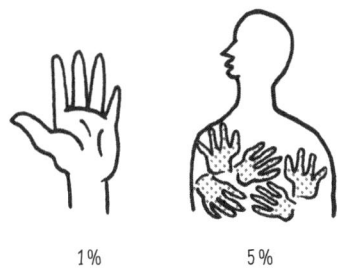

1%   5%

DIE HANDFLÄCHENREGEL HILFT, DAS AUSMASS VON VERBRENNUNGEN ZU BEURTEILEN

Eine Verbrennung oder Verbrühung ist ein klassischer Fall für die Erste Hilfe! Wann war Ihr letzter Auffrischungskurs noch mal …? Was tun Sie? Jedenfalls schmieren Sie bitte kein Kokosöl auf die frische Brandwunde. Auch wenn das gerade so im Internet gepriesen wird. Jegliches Öl/Fett verursacht einen Hitzestau in der Haut!

Um den Schaden im Gewebe möglichst gering zu halten, wird gekühlt. Aber nicht mit Eiswürfeln oder Cool-Packs! Die sind viel zu kalt. Durch die Kälte zögen sich die Blutgefäße zusammen, der betroffene Bereich würde schlechter durchblutet und der Schaden noch größer.

Optimal ist kühles (20 bis 30 °C), fließendes Wasser für etwa 10 Minuten. Durch das fließende Wasser wird die Wärme besser abgeleitet. Sollte Sie das interessieren: Der physikalische Ausdruck für so was heißt »Wärmekonvektion«. #Klugscheißen.

VERBRENNUNGEN UND VERBRÜHUNGEN: HAUSAPOTHEKE ODER BESSER ZUM ARZT?

> KLEINFLÄCHIGE VERBRENNUNGEN ODER VERBRÜHUNGEN
> (WENIGER ALS 10 % DER KÖRPEROBERFLÄCHE)

↓

> • VERBRENNUNG 2. GRADES ODER STÄRKER
> • KLEIDUNG KLEBT AN DER BRANDWUNDE
> • VERBRENNUNGEN BEI SÄUGLINGEN ODER KLEINKINDERN
> • VERBRANNTE FLÄCHE > 10% DER KÖRPEROBERFLÄCHE (BEI KINDERN ÜBER 5 %!)

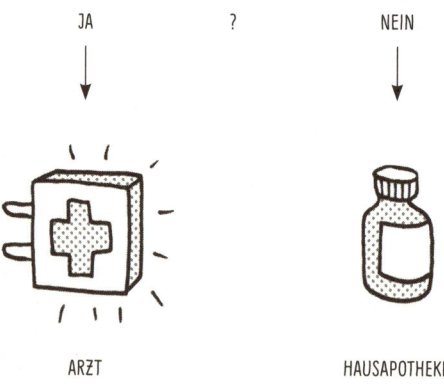

JA	?	NEIN
↓		↓

ARZT HAUSAPOTHEKE

 ## Hausapotheke

Nach dem Kühlen können Sie ein sogenanntes Brand- und Wundgel (siehe Sonnenbrand) auftragen.

Wenn Sie ein besseres Gefühl haben, wenn die Wunde durch ein Pflaster geschützt ist: Verwenden Sie ein sogenanntes Folienpflaster. Das ist atmungsaktiv, lässt aber kaum Keime zur Wunde durch.

Hausapotheken-Checkliste

DIE BESTEN WIRKSTOFFE FÜR DEN NOTFALL – IHR PERSÖNLICHER MERKZETTEL

SCHMERZ- UND FIEBERMITTEL
- [ ] IBUPROFEN
- [ ] ACETYLSALICYLSÄURE (ASS)
- [ ] PARACETAMOL
- [ ] DICLOFENAC ZUM EINNEHMEN UND EVTL. ALS CREME

ERKÄLTUNGSKRANKHEITEN
- [ ] AMBROXOL-LUTSCHTABLETTEN
- [ ] ABSCHWELLENDES NASENSPRAY
- [ ] DEXTROMETHORPHAN
- [ ] CINEOL-KAPSELN

MAGEN-DARM-PROBLEME
- [ ] ALGINAT-PRÄPARAT
- [ ] OMEPRAZOL
- [ ] DIMENHYDRINAT ODER DIPHENHYDRAMIN
- [ ] INGWER-PRÄPARAT
- [ ] ELEKTROLYT-PULVER
- [ ] RACECADODRIL
- [ ] LOPERAMID

JUCKREIZ, ALLERGIEN, SONNENBRAND
- [ ] CETIRIZIN
- [ ] HYDROCORTISON-CREME
- [ ] BRAND- UND WUND-GEL

WUNDVERSORGUNG
- [ ] STERILE VERBANDPÄCKCHEN
- [ ] STERILE KOMPRESSEN
- [ ] FOLIENPFLASTER FÜR BRANDWUNDEN
- [ ] HEFTPFLASTER IN VERSCHIEDENEN GRÖSSEN
- [ ] HAUTDESINFEKTIONSMITTEL

AUCH NOCH WICHTIG
- [ ] HÄNDEDESINFEKTIONSMITTEL
- [ ] EINMALHANDSCHUHE
- [ ] KÜHLKOMPRESSEN
- [ ] WÄRMFLASCHE
- [ ] FIEBERTHERMOMETER
- [ ] ZECKENZANGE ODER -KARTE

Zu guter Letzt –
statt Papiertaschentüchern:
Worte forte!

Wie geht es Ihnen nun am Ende unseres Ausfluges in die fantastische Welt der Pillen? Haben Sie das Gefühl, gut gerüstet zu sein für alles, was Sie im täglichen Umgang mit Arzneimitteln wissen müssen?

Natürlich gibt es einen Grund, warum es mir so am Herzen liegt, dass Sie gut über Arzneimittel Bescheid wissen: In Deutschland sterben immer noch mehr Menschen an den Folgen einer Arzneimitteltherapie als im Straßenverkehr. Während man seit den 1970er-Jahren kontinuierlich an sichereren Autos gearbeitet hat, hat sich in der Minimierung der Risiken in der Arzneimitteltherapie leider wenig getan.

Zur Verdeutlichung des Dilemmas:

- Laut Bundesgesundheitsministerium treten im Jahr pro 100 ambulanten Patientinnen und Patienten (also außerhalb des Krankenhauses) sieben vermeidbare unerwünschte Nebenwirkungen oder Wechselwirkungen auf.
- 250 000 Krankenhauseinweisungen werden jedes Jahr nötig, weil manche dieser Neben- oder Wechselwirkungen so stark ausgeprägt sind.
- Im Jahr 2016 kostete *ein* Klinikaufenthalt im Schnitt knapp 4500 Euro.

Und das überschlagen wir jetzt mal. Sie können es kaum glauben? Doch: Diese im Grunde vermeidbaren Krankenhauseinweisungen schlagen im Jahr mit mehr als einer Milliarde Euro zu Buche. Und teils mit Menschenleben, was ohne Zweifel immens schlimmer ist.

Die Lage ist die: Für die Arzneimittelforschung und die anschließende Verordnung werden in Deutschland etliche Milliarden im Jahr ausgegeben. Es wird viel investiert, um ein Medikament auf den Markt zu bringen. Doch niemand scheint sich ernsthaft dafür zu interessieren, was zu Hause – im Alltag des Patienten – damit geschieht. Mich wundert das genauso wie Sie.

So lange wir (und hin und wieder auch unsere Ärzte) aber nicht wissen, was wir da eigentlich wofür schlucken und welche unerwünschten Wirkungen auftreten können, passiert es halt auch mal, dass die Nebenwirkung eines Medikaments mit einem neuen Krankheitssymptom verwechselt wird. Und dann bekommen wir dagegen ein neues Medikament verordnet, das aber vielleicht mit einem anderen munter wechselwirkt. Und die Auswirkung dieser Interaktion wird eventuell wieder als Symptom einer weiteren Krankheit gesehen. Das kommt vor, wenn mehrere Ärzte beteiligt sind. So etwas nennt man Verschreibungskaskade.

In solchen Fällen ist weniger tatsächlich mehr! Mehr Gesundheit nämlich.

Das vielversprechende Zauberwort zur Beseitigung dieses Zustandes heißt »Arzneimitteltherapiesicherheit« (in der etwas weniger sperrigen Kurzform: AMTS). Was verbirgt sich dahinter?

Die Arzneimittelkommission der deutschen Ärzteschaft definiert es so:

»Arzneimitteltherapiesicherheit (AMTS) ist die Gesamtheit der Maßnahmen zur Gewährleistung eines optimalen Medikationsprozesses mit dem Ziel, Medikationsfehler und damit vermeidbare Risiken für den Patienten bei der Arzneimitteltherapie zu verringern.«

Zu diesen Maßnahmen zählt zum Beispiel der Medikationsplan. Der ist eigentlich fantastisch! Sie bekommen ihn von Ihrem Arzt in Papierform, wenn Sie mindestens drei rezeptpflichtige Medikamente gleichzeitig über einen Zeitraum von mindestens 28 Tagen verordnet bekommen.

Eine sinnvolle Angelegenheit also. Der Plan enthält viele wesentliche Informationen. Nicht nur Name und Stärke der Medikamente müssen dort angegeben sein, sondern auch der Einnahmezeitpunkt und vor allem der Einnahmegrund. Bei mehreren Präparaten kann man ja schon mal durcheinanderkommen! Mit dem Plan behalten Sie als Patient einen guten Überblick über Ihre Arzneimitteltherapie.

Den Medikationsplan sollten Sie natürlich auch bei jedem Facharztbesuch dabeihaben, damit eventuell zusätzlich verordnete Medikamente berücksichtigt werden können. Und auch wenn Sie sich selbst ein rezeptfreies Mittel in der Apotheke kaufen, ist ein Vermerk empfehlenswert. Sie wissen ja: Wechselwirkungen und so.

Eigentlich sollte so ein Plan doch schon längst selbstverständlich sein, finden Sie nicht auch? AMTS steckt aber in Deutschland nach wie vor in den Kinderschuhen und wird leider eher stiefmütterlich behandelt.

Das Bundesgesundheitsministerium beispielsweise stellte für einen entsprechenden Aktionsplan AMTS in den Jahren 2016 bis 2019 gerade mal die eher läppische Summe von drei Millionen Euro zur Verfügung. Im Vergleich zu den Krankenhauskosten, die eingespart werden könnten, nicht gerade viel.

Das Institut für betriebswirtschaftliche Analysen, Beratung und Strategie-Entwicklung IFABS hat im Dezember 2016 100 Patienten befragt, von denen 70 Prozent fanden, dass der Nutzen eines solchen Planes durchaus hoch oder sehr hoch sei. Aber: Die ausstellenden Ärzte wirkten auf die teilnehmenden Patienten nicht besonders engagiert.

Die Patienten sollten die Ärzte auf einer Skala einordnen: 0 = Der Arzt hat den Plan schnellstmöglich, kommentarlos und nebenher erstellt. Also eher miese Bewertung. 10 = Der Arzt hat sich Zeit genommen und begleitende Erklärungen gegeben. Das wäre der Jackpot gewesen. Der Durchschnittswert lag aber bei 2,3 … Denn auch Ärzte brauchen geeignete Instrumente, um ein derartiges Konzept richtig umzusetzen. Und dafür müssten mehr finanzielle Mittel zur Verfügung gestellt werden. Einfacher wird es vermutlich auch mit der elektronischen Patientenakte werden.

Aber vielleicht sind Sie in der glücklichen Lage, eine gute Stammapotheke zu haben? Prima! Mit Ihrem Einverständnis werden dort dann nicht nur die Arzneimittel gespeichert, die Sie mit einer ärztlichen Verordnung abholen, sondern auch die Kopfschmerztabletten, die Sie zwischendurch brauchen. Etwaige Wechselwirkungen fallen sofort auf, und Sie können direkt vor Ort mit einem Arzneimittelfachmann oder einer -fachfrau besprechen, was zu tun ist.

Was Ärzte und Apotheker immer im Auge behalten sollten: Wie sieht es denn außerhalb der Arztpraxis und jenseits der Apothekentür aus? Welche Informationen werden benötigt, welche Maßnahmen sind sinnvoll »draußen« im Alltag der Patienten? Wäre es nicht wunderbar, wenn die Arzneimitteltherapie für alle transparenter wäre? Wenn jeder seine Medizin angemessen informiert und mit gutem Gefühl anwenden könnte? Ich wünsche mir, dass wir alle in diesem Bereich noch viel dazulernen und vor allem noch ganz viel umsetzen! Ganz klar sind hier die Fachkräfte gefragt. Aber auch Sie: Schlucken Sie nicht alles (und das meine ich durchaus wörtlich), und trauen Sie sich, nachzufragen. Lesen Sie die Packungsbeilage und fragen Sie Ihren Arzt UND Apotheker!

Wissen ist Macht. Und wer sich seiner Arzneimitteltherapie mächtig fühlt, weil er weiß, was dabei passiert, ist weniger unsicher und macht mehr richtig. Und darum geht es hier letztendlich.

Ich freue mich, wenn ich wenigstens ein bisschen dazu beitragen kann.

Anhang

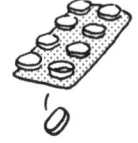

Sprechen Sie Pharmazeutisch? Typische Begriffe
kurz erklärt

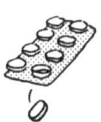

Was meinen die in der Apotheke damit eigentlich?

Alphabet
Ist das, was den Apotheker zum Schubladenzieher macht. In den Schubschränken sind vor allem verschreibungspflichtige Arzneimittel streng nach dem Abc sortiert, sonst würde ja keiner was finden können.

Apothekenpflichtig
Der Gesetzgeber (nicht die Pharmaindustrie!) stuft Arzneimittel als apothekenpflichtig ein, wenn diese besonders erklärungsbedürftig sind. Sie dürfen also nur in der Apotheke verkauft werden und auch dort nur von Fachpersonal (Apotheker, PTA) an den Kunden abgegeben werden.

Applikationsart
Ist die Art, wie ein Arzneimittel angewendet wird. Die Auswahl für den Ort der Applikation und deren Form ist oft entscheidend für den Erfolg der Therapie.
   Die gängigsten Applikationswege sind:
- Oral/peroral: in den Mund (Tabletten, Säfte …)
- Intravenös (i.v.): in eine Vene (Injektionen, Infusionen)
- Intramuskulär: in den Muskel (Injektionen)
- Intranasal: in die Nase (Nasensprays)
- Rektal: in den Mastdarm (Zäpfchen)

• Subkutan: unter die Haut (Injektionen)
• Perkutan oder dermal: auf die Haut (Salben, Gele, wirkstoffhaltige Pflaster)
• Sublingual: unter die Zunge (Sublingualtabletten)
• Inhalativ (p.i.): in die Lunge (Sprays, Aerosole)
• Intraokular: in das Auge (Augentropfen, -salben)
• Intravaginal: in die Scheide (Vaginaltabletten, -zäpfchen)

Arzneibuch
Das Buch der Zaubersprüche für Apotheker. Das Arzneibuch besteht aus dem Europäischen, dem Deutschen und dem Homöopathischen Arzneibuch und ist eine Sammlung anerkannter pharmazeutischer Regeln, die von der Europäischen Arzneibuch-Kommission, der Deutschen Arzneibuch-Kommission oder der Deutschen Homöopathischen Arzneibuchkommission beschlossen wurden. Im Arzneibuch sind Qualität, Prüfung, Lagerung, Abgabe und Bezeichnung von Arzneimitteln und den bei ihrer Herstellung verwendeten Stoffen geregelt. Das Arzneibuch ist Gesetz, jede Apotheke muss sich daran halten.

Arzneimittelabhängigkeit
Arzneimittel sollen gesund machen. Dazu müssen sie aber korrekt angewendet werden. Vier bis fünf Prozent aller Arzneimittel können abhängig machen, diese müssen mit besonders viel Sorgfalt angewendet werden. Ein Abhängigkeitsrisiko bieten zum Beispiel Abführmittel, Schmerzmittel und Schlaf- und Beruhigungsmittel. Aber auch ganz gewöhnliche abschwellende Nasensprays können »süchtig« machen. Wenn Sie das Gefühl haben, dass Sie eventuell von einer Arzneimittelabhängigkeit betroffen sind, seien Sie ehrlich mit sich selbst und wenden Sie sich an Ihren Arzt.

Auszug

Geht in der Apotheke ohne Möbelwagen und beschreibt einen Extrakt, zum Beispiel aus Pflanzen.

Aut idem

Ist lateinisch und bedeutet »oder das Gleiche«. Wenn Ihr Arzt ein Kreuz vor dem verordneten Medikament macht, streicht er diese Option durch, und dann bekommen Sie genau dieses und kein Alternativpräparat eines anderen Herstellers. In diesem Fall hat die Wahl des Arztes Vorrang vor den Rabattverträgen. Allerdings muss für das Kreuzchen ein zwingender medizinischer Grund vorliegen, warum es genau dieser Hersteller und kein anderer sein darf. Ist das nicht der Fall, muss der Arzt Strafe zahlen. Es ist ein Kreuz mit dem Kreuz.

Betäubungsmittel

Unter Betäubungsmittel versteht man zentral, das heißt im Gehirn wirksame Arzneimittel und Stoffe, die wegen ihres Abhängigkeits-, Missbrauchs- und Nebenwirkungspotenzials stark reguliert und kontrolliert werden. Betäubungsmittel können Schmerzen lindern, beruhigend wirken, aber auch stimulieren. Ihre typischen Einsatzgebiete sind daher starke Schmerzen, wie zum Beispiel Tumorschmerzen oder psychiatrische Erkrankungen. Einige Betäubungsmittel werden auch in der Anästhesie verwendet. Problematisch ist das sehr hohe Missbrauchspotenzial.

Compliance

In der Medizin: Bereitschaft des Patienten, an seiner Therapie mitzuwirken. Dürfte klar sein, dass diese umso höher ist, je besser der Patient seine Therapie nachvollziehen kann und versteht.

Defekt

Wenn Ihr Arzneimittel in der Apotheke defekt ist, ist es gar nicht kaputt. Im Apothekerjargon bedeutet das: nicht lieferbar.

Dreimal täglich

Sie ahnen es: dreimal am Tag mit acht Stunden Abstand. Ein solch genauer Abstand ist zum Beispiel bei Antibiotika wichtig, damit unerwünschte Erreger gleichmäßig in Schach gehalten werden können.

Drogen

Wenn Ihre Apotheke Ihnen Drogen verkauft, ist das (meistens) vollkommen legal. Wir bezeichnen so Teile von Pflanzen, die zur Herstellung von Arzneimitteln verwendet werden. Meist in getrocknetem Zustand. Die in der Apotheke am häufigsten verkaufte Droge dürfte somit Kamille sein.

Einmal täglich

Einmal täglich heißt: jeden Tag zur selben Uhrzeit. Anders ausgedrückt: Am besten ziemlich genau alle 24 Stunden. Von dieser Vorgabe sollten Sie nicht mehr als zwei Stunden abweichen, dann passt alles.

Frei verkäuflich

Frei verkäufliche Arzneimittel dürfen auch außerhalb der Apotheke, zum Beispiel in Drogeriemärkten oder Reformhäusern, verkauft werden. Für den Gesetzgeber sind das »Arzneimittel, die nur zu anderen Zwecken dienen als zur Beseitigung oder Linderung von Krankheiten«. Wer solche Produkte verkaufen will, muss zwar eine Sachkundeprüfung bei der zuständigen Industrie- und Handelskammer ablegen, heilkundliches Wissen ist aber nicht erforderlich.

Freiwahl

Hat nichts mit Damenwahl oder Ähnlichem zu tun. Freiwahl nennt man die frei zugänglichen Regale in der Apotheke, die meist mit Kosmetika aller Art gefüllt sind. Auch frei verkäufliche Arzneimittel dürfen dort angeboten werden.

Festbetrag

Der Festbetrag ist der maximale Preis, den die gesetzlichen Krankenkassen für ein Arzneimittel bezahlen wollen. Für verschiedene Arzneimittel mit vergleichbarer Wirkung und Qualität wird daher vom Spitzenverband Bund der Krankenkassen ein Betrag festgelegt, vergleichbar mit einem Festpreis bei einer Handwerkerleistung.

Wenn Sie als Patient ein Arzneimittel verordnet bekommen, das über dem Festbetrag liegt, müssen Sie den Differenzbetrag leider selbst bezahlen. Oder Sie lassen sich ein therapeutisch gleichwertiges ohne Aufzahlung verordnen.

Generikum

Ist der Patentschutz für ein neues Arzneimittel abgelaufen, können andere Hersteller »Kopien« auf den Markt bringen. Diese müssen bezüglich des Wirkstoffes, der Dosierung und der Darreichungsform gleich sein, dürfen sich aber in den Hilfsstoffen unterscheiden. Und weil der Originalhersteller ja schon die Entwicklungskosten getragen hat, sind Generika natürlich sehr viel günstiger.

Grünes Rezept

Ist nicht, wie der Name vermuten lässt, dem Rezeptieren von Naturheilmitteln vorbehalten. Das Rezept ist als Empfehlung Ihres Arztes zu verstehen. Außerdem als Spickzettel für Sie selbst. Die Kosten für Arzneimittel auf einem grünen Rezept werden nur manchmal von den gesetzlichen Krankenkassen

erstattet, und jede Krankenkasse hat da ihre eigenen Rege-
lungen.

HV-Tisch
Wir halten hier keine Hauptversammlungen ab, und es ist
auch nicht der Arbeitsplatz der pharmazeutischen Hauptver-
waltung. »HV« steht in der Apotheke für Handverkauf. Ein
antiquierter Begriff, der eigentlich erst in Zeiten des Versand-
handels – wo Sie Ihre Medikamente nicht mehr ausschließlich
aus der Hand des Apothekers bekommen – an Bedeutung gewinnt.

Import-Arzneimittel
Davon gibt es zweierlei Arten: Arzneimittel, die in anderen
EU-Ländern hergestellt werden und dann nach Deutschland
importiert werden, nennt man Parallelimporte. Und dann
gibt es noch die sogenannten Reimporte, die in Deutschland
für den ausländischen Markt produziert werden und aus dem
Ausland dann wieder nach Deutschland (re-)importiert werden. Interessanterweise werden diese Arzneimittel durch das
Hin-und-her-Fahren sogar billiger.

Alle Importarzneimittel müssen – bevor sie in Deutschland verkauft werden dürfen – für den hiesigen Markt
verkehrsfähig gemacht werden. Dazu zählt eine deutsche
Packungsbeilage und manchmal auch eine neue Verpackung.
Oft sind die Schachteln einfach mit einem Aufkleber versehen.

Kontraindikation
Auch: Gegenanzeige. Das ist ein Umstand, der die Anwendung eines Arzneimittels verbietet, weil die damit verbun-
denen Risiken zu hoch wären. Es gibt absolute Kontraindikationen (wenn ein Patient auf dieses Medikament schon

einmal mit einem allergischen Schock reagiert hat, sollte man die Finger davon lassen. Dürfte klar sein) und relative Kontraindikationen (wenn zum Beispiel eine vernünftige Alternative fehlt und das Risiko der Anwendung beherrschbar bleibt).

Medizinprodukt

Medizinprodukte dienen einem therapeutischen oder einem diagnostischen Zweck. Sie wirken im Gegensatz zu Arzneimitteln aber nicht pharmakologisch. Zu den Medizinprodukten gehören zum Beispiel Urinteststreifen, Kondome, Brillen, aber auch Herzkatheter, Röntgengeräte oder Brustimplantate.

Mit ausreichend Wasser einnehmen

Damit ist nicht ein Schlückchen oder zwei gemeint: Ein volles Glas Wasser ist die richtige Menge.

Nach dem Essen

Einnahme nach Abschluss der Mahlzeit. Anders formuliert: Sie sollten halt ein bisschen was im Magen haben.

Nahrungsergänzungsmittel

Sind keine Arzneimittel, sondern – wie bereits der Name sagt – eine Ergänzung zur Nahrung. Heißt: Wer sich ausgewogen ernährt, braucht die – bis auf wenige Ausnahmen – eigentlich nicht. Brachte aber in Deutschland 2017 dennoch einen Umsatz von 1,2 Milliarden Euro ein.

Noctu

Kreuzt der Arzt auf dem Rezept das Kästchen »noctu« an, ist für die Apotheke ersichtlich, dass es sich um einen Notfall handelt, und die Krankenkasse übernimmt die Notdienstgebühr von 2,50 Euro. Bei einem zwei Wochen alten Rezept nicht.

Normpackung

Das N auf Ihrem Rezept und der Arzneimittelschachtel steht für »Normgröße«. Aber was ist schon normal? Bis 2010 war das relativ einfach zu überblicken: N1 war die kleine, N2 die mittlere und N3 – vorhersehbar – die große Packung eines Medikaments. Fortan wurde es anders, die Normgröße bezieht sich jetzt auf die zu erwartende Therapiedauer. Deswegen kann es sein, dass eine N3-Packung von Arzneimittel X 100 Stück enthält, von Arzneimittel Y aber nur 60 Stück. Konkret bedeutet das:

N1: Packungen für die Akuttherapie oder zur Therapieeinstellung für eine Behandlungsdauer von zehn Tagen bei einer Abweichung von bis zu 20 Prozent.

N2: Packungen für die Dauertherapie, die einer besonderen ärztlichen Begleitung bedarf, für eine Behandlungsdauer von 30 Tagen bei einer Abweichung von bis zu zehn Prozent.

N3: Packungen für die Dauertherapie für eine Behandlungsdauer von 100 Tagen bei einer Abweichung von bis zu fünf Prozent (nur nach unten).

Notdienst

Täglich müssen in Deutschland rund 1300 Apotheken ran und sich die Nacht oder den Feiertag um die Ohren schlagen. Ca. 20 000 Kunden drücken dann pro Tag auch den Knopf der Notdienstglocke. Manchmal sogar nur für ein Päckchen Taschentücher.

Nüchtern einnehmen

Die Einnahme sollte mindestens 30, besser 60 Minuten VOR oder frühestens drei Stunden nach einer Mahlzeit erfolgen.

Offizin
Bezeichnung für die Verkaufsräume einer Apotheke.

Pharmazentralnummer oder PZN
Die PZN ist eine achtstellige Zahl und ein eindeutiger Identifikationsschlüssel für Arzneimittel und andere Gesundheitsprodukte in Deutschland.

Jedes Arzneimittel hat für jede Stärke, Packungsgröße, Darreichungsform eine eigene PZN.

Phytopharmaka
Phytopharmaka sind Arzneimittel pflanzlichen Ursprungs, z. B. Tees und Extrakte oder in Tabletten- und Salbenform. Während synthetische Arzneimittel einen definierten Wirkstoff haben, sind Phytopharmaka Wirkstoffgemische. Es gibt die sogenannten traditionellen Phytopharmaka, deren Anwendung aufgrund der Erfahrung geschieht. Im Gegensatz dazu wird die Wirkung von rationalen Phytopharmaka in doppelblinden, randomisierten und kontrollierten klinischen Studien überprüft.

Rabattverträge
Für viele Wirkstoffe vereinbaren Krankenkassen sogenannte Rabattverträge mit Arzneimittelherstellern. Anders ausgedrückt: Der Hersteller A gewährt der betreffenden Krankenkasse Preisnachlässe unbekannter Höhe für jede in der Apotheke abgegebene Packung des entsprechenden Wirkstoffs von Hersteller A. Die Apotheken sind gesetzlich dazu verpflichtet, diese Verträge umzusetzen. Der Spielraum für Ausnahmen ist äußerst begrenzt. Solche Verträge werden für zwei Jahre geschlossen, dann gibt es neue Verhandlungen – und für Patienten meistens neue, unbekannte Packungen, weil ein anderer Hersteller ein noch günstigeres Angebot ge-

macht hat. Die Rabattverträge sind also schuld, wenn Sie einmal runde weiße Tabletten und das nächste Mal ovale blaue Tabletten bekommen. Nicht die Apotheke.

Rezeptformulare: Kleine Farbenlehre

Privatrezepte sind meist hellblau oder auch weiß und drei Monate gültig.

Rezepte zur Abrechnung über die gesetzlichen Krankenkassen – »Kassenrezepte« – sind in einem hübschen Rosa gehalten und vier Wochen gültig.

Betäubungsmittelrezepte sind gelb und nur acht Tage ab Ausstellungsdatum gültig.

Grüne Rezepte heißen so, weil sie grün sind, und haben kein Verfallsdatum.

Sichtwahl

Das sind die Regale hinter dem *HV-Tisch*, in denen meistens *apothekenpflichtige* Arzneimittel stehen. Eigentlich ist die Sichtwahl eine Art Werbefläche für Arzneimittel, die das Apothekenteam guten Gewissens empfiehlt, meist an die jeweilige Jahreszeit angepasst. Machen wir uns nichts vor: Manchmal sind es auch wirtschaftliche Beweggründe.

Suppositorium

Nicht das Fachwort für Brühwürfel. Ein Suppositorium ist ein Zäpfchen.

Securpharm

Zukünftig müssen Apotheken jedes verschreibungspflichtige Arzneimittel auf Echtheit überprüfen. Die Echtheitsprüfung erfolgt über ein neues technisches System im Warenwirtschaftssystem der Apotheken. Ohne diese Überprüfung dürfen diese Arzneimittel von der Apotheke nicht mehr an Patienten abgegeben werden. Durch securpharm sollen Patienten besser vor Arzneimittelfälschungen geschützt werden.

TTS oder Transdermales Therapeutisches System

Wird oft auch als Wirkstoffpflaster bezeichnet. Über ein solches Spezialpflaster können manche Arzneistoffe direkt über die Haut in den Organismus gelangen.

Verschreibungspflichtig

Verschreibungspflichtige Medikamente dürfen von Apotheken nur nach ärztlicher Verordnung abgegeben werden. Das ist der Fall, wenn es sich entweder um ein stark wirksames Arzneimittel handelt oder der Verlauf der Krankheit an sich vom Arzt überwacht werden muss. Und nein: Ihre Apotheke darf da keine Ausnahme machen.

Vor dem Essen

Die Einnahme sollte 30 Minuten vor dem Essen erfolgen. Manchmal finden Sie aber auch eine konkrete Angabe im Beipackzettel (z. B. 15 Minuten vor der Mahlzeit).

Zuzahlung

Darf der Apotheker nicht in die eigene Tasche stecken, weil er sie an die Krankenkasse weiterleiten muss, die den Betrag als Selbstbeteiligung vom Patienten haben möchte. Diese Selbstbeteiligung liegt bei zehn Prozent des Arzneimittelpreises, aber bei mindestens fünf und höchstens zehn Euro und ist von allen Versicherten zu zahlen, die keine Zuzahlungsbefreiung haben.

Zweimal täglich

Heißt, dass Sie Ihr Medikament zweimal am Tag einnehmen

sollen. Mit einem Abstand von zwölf Stunden. Bei einem üblichen Tagesrhythmus bietet sich logischerweise morgens und abends an.

Register